# 冷え症治して キレイにやせる

6万人の冷えを診てきた専門家が教える撃退法

全国冷え症研究所所長
山口勝利



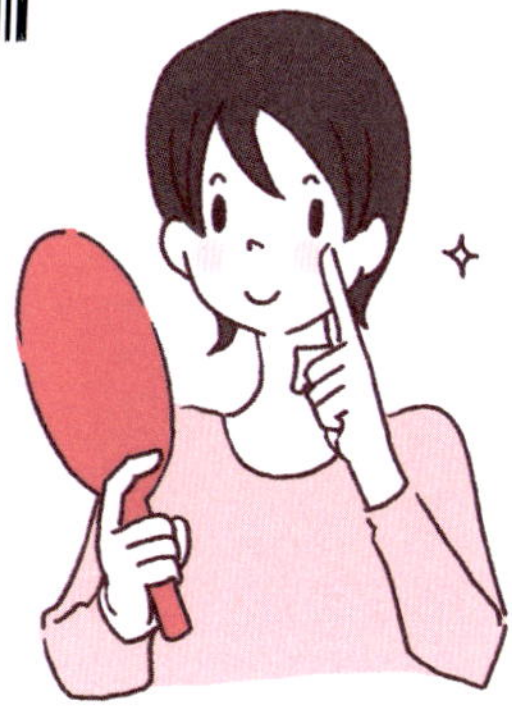

二見書房

## はじめに

みなさん、こんにちは！　全国冷え症研究所所長の山口です。
全国冷え症研究所は、漠然とした体質と考えられていた冷えのメカニズムを科学的に研究して、自宅でできる有効な治療法を開発するために、１９９７年に設立されました。「冷え」をあらゆる方面からサポートする全国唯一の組織で、４００以上の分室及び関連施設があり、訪れる患者さんは年間でのべ数万人を超えています。

手先・足先が冷たくて眠れない、からだ全体が寒くて我慢できないといった「冷え症」に苦しむ人は、想像をはるかに超えてたくさんいます。
冷え症とともに、「肩がこる」「関節が痛い」「手足がしびれる」「頭痛がする」「便秘がひどい」「いらつく」「疲れがとれない」「めまいがひどい」「生理痛がひどい」など、さまざまな悩み・症状を訴えます。あるいは、**こういった症状が先にあって、原因を探っていくと冷え症にたどり着くという人もたくさんいます。**

私は設立以来、20余年をかけて、冷え症のデータをとりつづけ、研究・治療・開発を行なってきました。その結果、「冷え症」とひとくちにいっても、その原因や症状はさまざまで、**まとめると大きく2つのタイプに分かれること、タイプに応じた対策をしないとかえって悪化することもあること**がわかってきました。

女性にとって最大のテーマである**ダイエットについても、冷え症が大きな鍵を握っています。**冷え症を治療することで、代謝がよくなり、血行が促進され、むくみがとれます。その結果、リバウンドせずにダイエットに成功された方の例はたくさんあります。

ダイエットしたい方は、「冷え症が治ればダイエットできる」というのではなく、「ダイエットのために冷え症を治す」という積極的な意識をもっていただきたいと思います。

冷え症は、放置しておくと悪循環をくり返し、どんどん不調が増していってしまいます。ですが、きちんとしたメカニズムを知り、**前向きに対策に取り組めば、冷え症は必ず治ります。**本書が冷え症に悩む方々の一助となることを願っています。

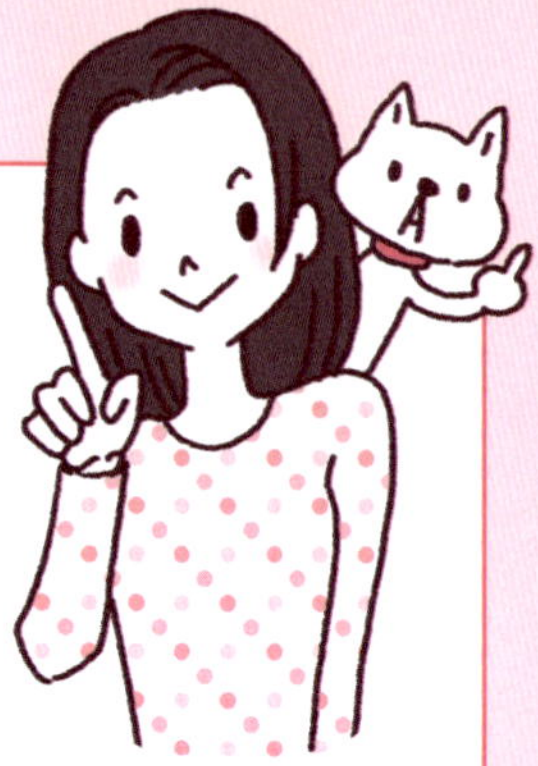

## まずはあなたの冷え症度をチェック！

- □ 電気毛布、電気アンカなどを好んで使う
- □ 温かいものを好んで食べる
- □ 風邪を引きやすい
- □ 生理不順、生理痛、月経困難症がある
- □ 肩こり、腰痛が気になる
- □ 便秘がちである
- □ 冷房は嫌い
- □ お風呂からあがるとすぐに冷えてくる
- □ 生野菜や果物が好き
- □ コーヒー、お茶、牛乳が好きでよく飲む
- □ 手先、足先、下半身がとくに冷える
- □ トイレが近く、夜中に何度もトイレに起きることがある
- □ 胃腸が弱く、すぐに下痢をする
- □ 氷のように手足が冷えて、ときには痛む
- □ イライラや不眠がある
- □ 足の裏、手のひらが湿っぽい
- □ からだがだるくて疲れやすい

- □ ささくれ、しもやけができやすい。爪が割れやすい
- □ 肌のかさつきが気になる
- □ からだ全体が冷え、1年を通して冷えが気になる
- □ 腰痛やふらつきがある
- □ 自律神経失調症といわれたことがある
- □ 夏の間冷たいものを多くとり、冷房を長時間使用する
- □ のぼせやすい。冷えのぼせがある
- □ 手足がむくみやすく、トイレに行く回数が少ない
- □ 舌が熱く感じ、お腹がチャポチャポ音がする
- □ 貧血、低血圧がある
- □ 体温は36℃以下だ
- □ 手足がほてる
- □ よく胃が痛む

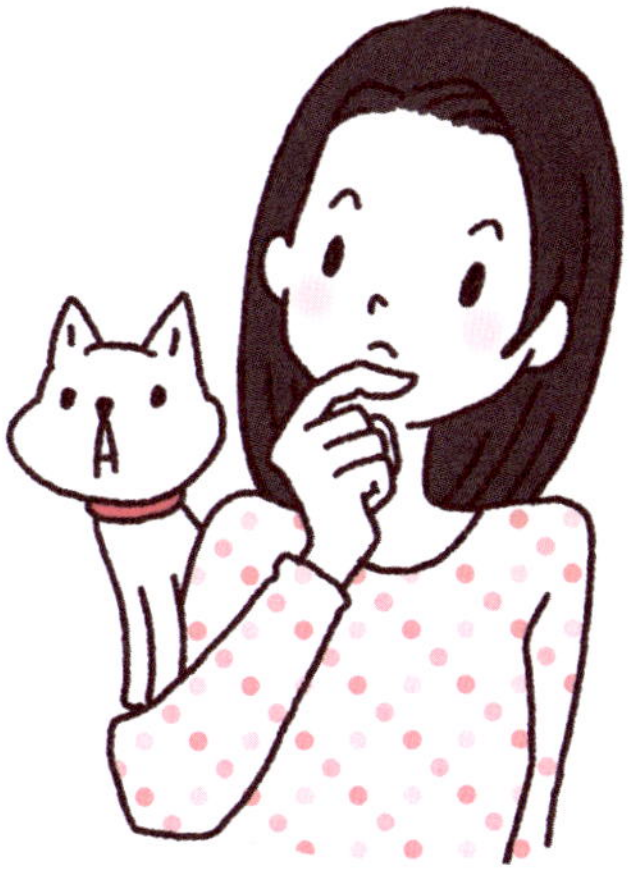

チェックの数　　　　個

［チェックの数］

| | |
|---|---|
| 1～3個 | 要注意です |
| 4～6個 | 冷え症対策が必要です |
| 7～10個 | 治療が必要な冷え症です |
| 11個以上 | かなり重症な冷え症です |

Contents



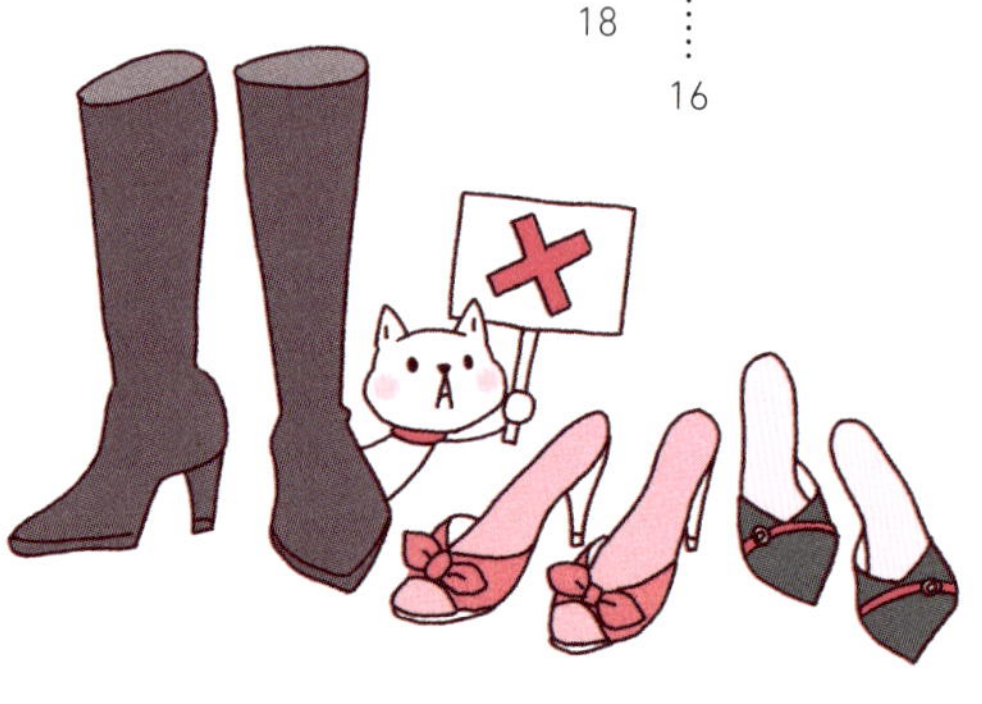

## 3章 自分でできる冷え症対策〈ストレッチ編〉



## 4章 自分でできる冷え症対策〈食事編〉



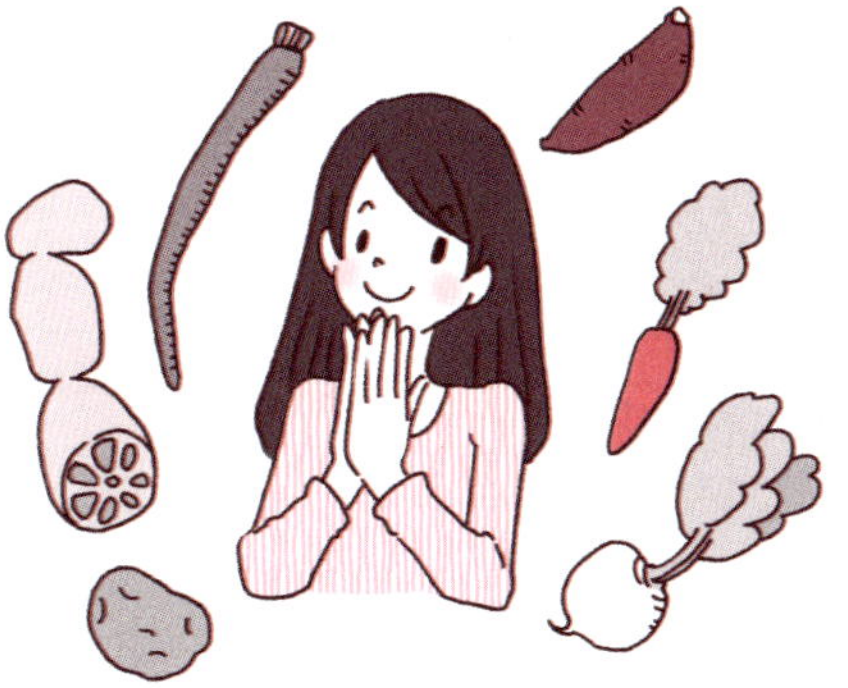

## 5章　自分でできる冷え症対策〈生活編〉



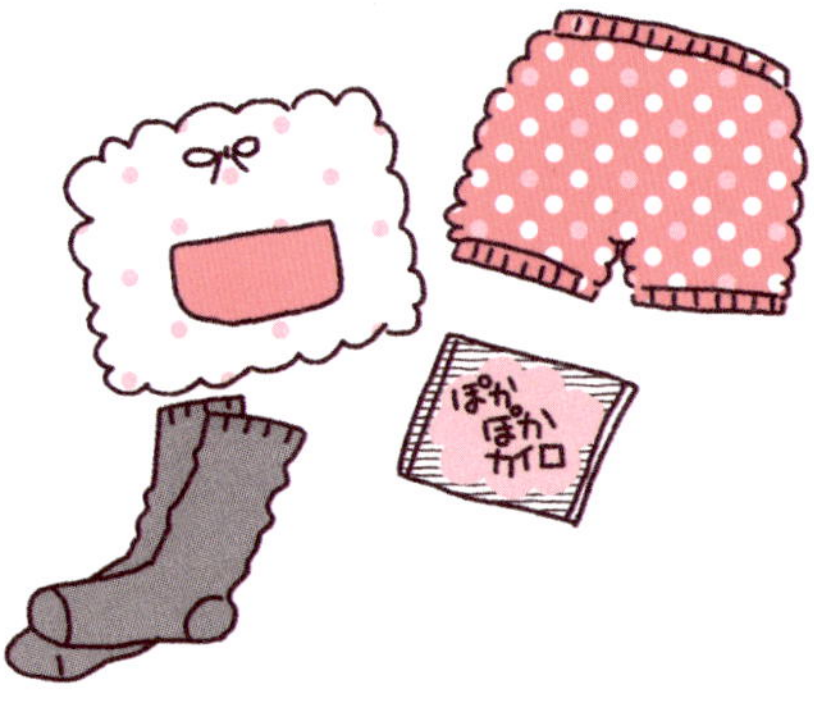

# 1

## 冷え症は
## 放っておいては
## ダメ！

# 冷えを感じている人は9割、20・30代女性では98％も

**からだ全体が冷える、あるいは手先・足先の冷たさが我慢できないという「冷え症」人口は想像をはるかに超えてたくさんいます。日常生活がままならないほど重症の人も少なくありません。**

冷え症に苦しんで相談に来られる人たちは、単に「寒い」「冷たい」というだけでなく、「肩がこる」「関節が痛い」「手足がしびれる」「頭痛がする」「便秘がひどい」「いらつく」「疲労感がとれない」といったさまざまな症状を訴えられます。

20～69歳の男女、計1万8202名を対象に「冬のからだの冷え」について行なった大規模な調査があります。これによると、冬にからだの冷えを「いつも感じている」人は20％、「感じることが多い」「たまに感じる」がそれぞれ36％で、合わせると**じつに9割を超える人が「冷えを感じている」という結果に。**

とくに20代・30代の女性では、「いつも感じている」「感じることが多い」だけで8割になり、「たまに感じる」を加えると98％にものぼっているのです。

## 冷え症は放っておいてはダメ！

このように見ていくと、冷え症は若い女性に特有の悩みと思われがちですが、決してそんなことはありません。近年、男性にも同じような症状を訴える人が増えてきており、子どもやお年寄りにも広がる傾向にあるのです。また、最近では冷房の影響もあって「夏でも寒い」と訴える人も増えています。

そして実際、冷え症になったばかりに、仕事を続けることができなくなって退職してしまったり、学校に行けなくなったりする子どもたちもいるのです。

### 9割の人が冷えを感じている！

冬にからだの冷えを感じますか？

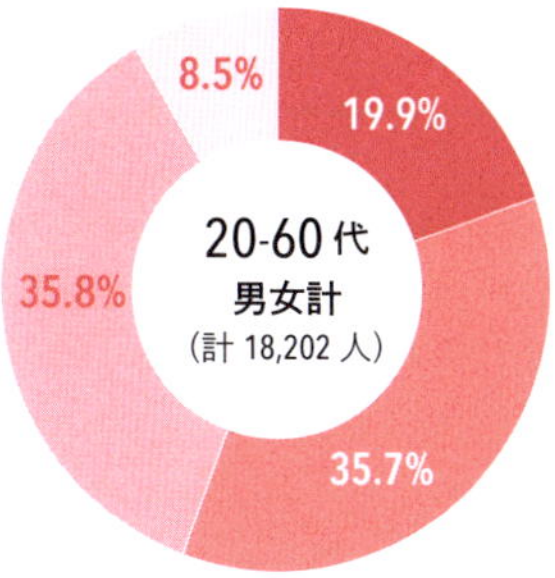


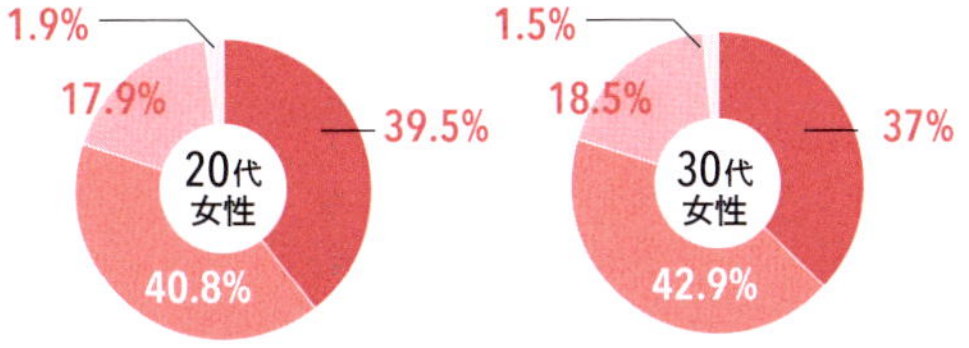


■いつも冷えを感じている　■冷えを感じることが多い　■たまに冷えを感じる　■冷えを感じることはない

### 平熱は4割近くが35℃台！

平熱は何℃のことが多いですか？

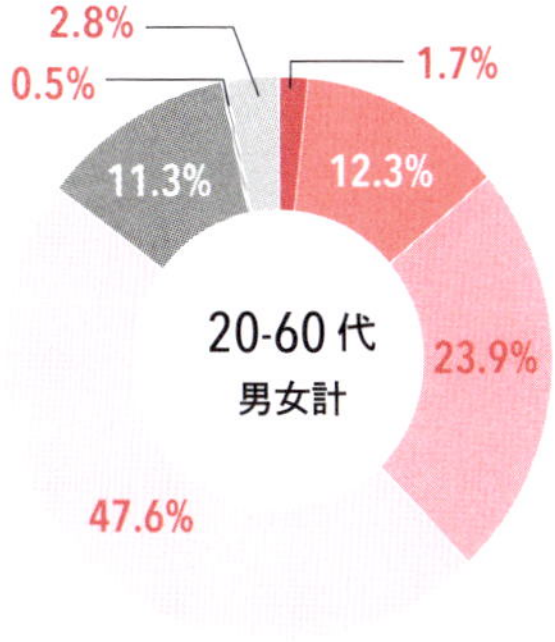


■35℃未満　■35℃台前半　■35℃代後半　36℃台前半
■36℃代後半　■37℃以上　■平熱を知らない

出典：キリン食生活文化研究所調べ（2015年12月）

# 【冷え症を治したら、慢性の腰痛や肩こりが消えた！】

私が冷え症に注目したきっかけは、何年ものあいだ腰痛や肩こり、頭痛、関節痛、ふらつき、疲労感や内臓疾患などに悩まされている人たちの治療を通してです。鍼灸や整体、その他の理学療法などの治療を施しても、一時的に症状がやわらぐだけで、すぐに再発したり、効果があまりみられない患者さんが多い——という事実に直面したからでした。

思い悩んだあげく、これらの患者さんたちに病院のさまざまな科で精密検査を受けてもらいました。その結果、異常が見当たらなかった20人に再度問診を行なってみると、**共通していたのが「冷え症」だったのです。**

そこで冷え症に着目し、冷え症を主体とした治療に変えました。すると、**今まであまり変化のなかった人たちの症状が劇的に改善し、2か月後には8割の人が改善もしくは治癒するという大きな成果が生まれたのです。**

冷え症はたくさんの人が苦しんでいる重大な問題にもかかわらず、専門の研究機関や医療機関は少なく、系統だったデータも確立された治療の報告もなく、正しい知識は知られていませんでした。

そこで、冷え症のメカニズムと効果的な治療法を見つけるために、「全国冷え症研究所」を設立したのです。

**冷え症とひとくちにいっても、その原因や症状はさまざま。**全国冷え症研究所では、下のようないくつもの検査をして、個々の冷え症の状態を明らかにし、それぞれにあった対策をしています。

### 冷え症のさまざまな検査

| | | |
|---|---|---|
| 1 | 皮膚温度測定 | サーモグラフィーや皮膚温度計で数か所の体表温度を測る |
| 2 | 深部温度測定 | 深部温度計でからだの深部の温度（内臓温度）を測る |
| 3 | 体水分量の測定 | 体水分量計で測る |
| 4 | 血流量測定 | 血流計で100グラムの組織に1分間に流れる血流量を測る |
| 5 | 加速度脈波測定 | 血管の柔軟性（血管年齢）を測る |
| 6 | 基礎代謝量 | 基礎代謝計で測る |
| 7 | 自律神経機能の測定 | 自律神経機能測定器で測る |
| 8 | 脳波の測定 | 簡易型脳波計でストレスの度合いを測る |
| 9 | 提携病院にて甲状腺ホルモンの検査をする | |

# 【男性よりも女性に冷え症が多いわけ】

全国冷え症研究所には、1年を通して冷えに苦しむたくさんの女性たちがやってきます。お話ししたように、男性の冷え症患者も少なくはないのですが、一般的に冷え症は女性特有のものと思われています。

なぜ女性は冷えに悩むのでしょうか？

まず第一に、女性は筋肉量が少なく、脂肪が多いという身体的な特徴があります。**人間の体温は、4割以上が筋肉によって作りだされています**（その他は肝臓や脳などで作られます）。**その筋肉が男性よりも少ない女性は、当然、熱を作りだす力も弱いのです。**

しかも、**脂肪は温まりやすいのですが、同じように冷えやすく、いったん冷えてしまうとなかなか温まらないのです。**

また、女性ホルモンの影響もあります。女性ホルモンのひとつである卵胞ホルモンには熱を作りにくい性質があります。生理が始まって排卵期までの卵胞ホルモンの分泌が盛んなあいだ、女性は低温期を過ごさなければなりません。

さらに、生理のときは血液を失うことになります。そのぶん女性は貧血になりやすく、貧血になると、からだのすみずみまで酸素や栄養素が運ばれにくい、新陳代謝が悪いなどの冷えにつながる状態に置かれるのです。このようなことから、自律神経の乱れを引き起こして冷えにつながるケースもあります。

そのため、女性はもともと冷えやすいのです。

でも、だからといって、あきらめる必要はありません。**冷えは正しい治療と対策で必ず治りますから、安心してください。**

### 女性に冷え症が多いのは？

女性は、体温を作る筋肉の量が少ない

女性ホルモンの卵胞ホルモンは熱を作りにくい

女性は、冷えにつながる貧血になりやすい

↓

**女性は冷えやすい！**

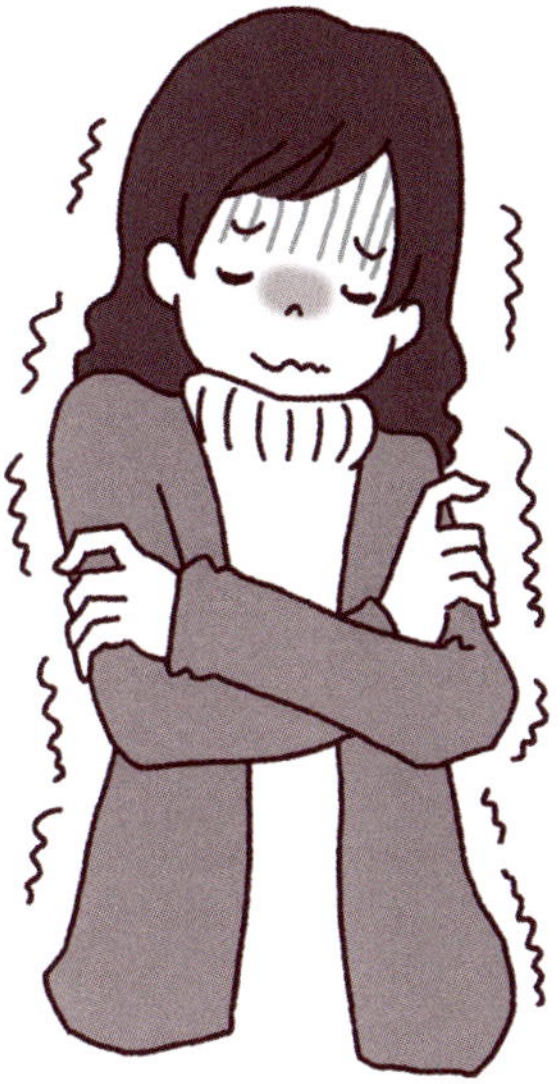

# 冷え症には「手足が冷たいタイプ」「全身が寒いタイプ」の2つがある

「手や足の温度が高い冷え症がある」といったら、「そんなことあるわけがない」「それは冷え症じゃないでしょう」と思われるでしょうか？

ところが実際には、手足がポカポカ温かく感じられる人のなかにも、内臓温度（お腹の表面から約8㎝ほど奥の温度）を測ると、手足が冷えている人よりも2～3℃も低いという方が少なくありません。

ほてっているほど手足は温かいので、本人がポカポカしているのかと思えば、「全身が寒くてたまらない」などと言ったりします。そして、「全身は寒いけど手足は温かいから、自分は冷え症ではない」と思っていたりするのです。

じつは、冷え症とひとことでいっても、大きく2つのタイプに分かれるのです。

①手足や下半身が冷たいタイプ

②手足は他人が触るとポカポカしているのに全身が寒い、または手足が冷たく全身も寒いタイプ

冷え症は放っておいてはダメ！

どうしてこういう違いが起こるかというと、ポイントは血管です。

**①は末端の血管が収縮して起こる冷え症なので「血管収縮型冷え症」、②は末端の血管が拡張して起こる冷え症なので「血管拡張型冷え症」**と呼んでいます。収縮型は以前から見られた一般的な冷え症で、拡張型は最近増えている新しいタイプの冷え症です。

収縮型は秋から冬の寒い時期に症状が強く出ますが、拡張型は季節に関係なく1年中冷えを感じ、冷えの訴えはこちらのほうが強力です（詳しくは2章）。

冷え症の2つのタイプ

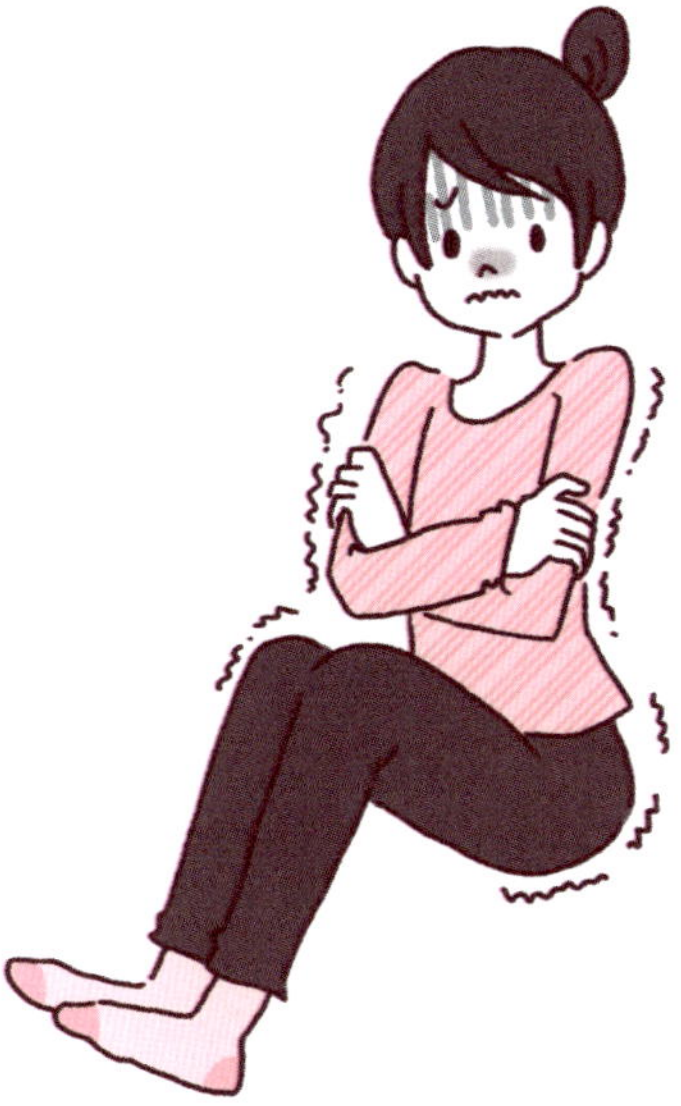

末端の血管が拡張して起こる

「血管拡張型冷え症」

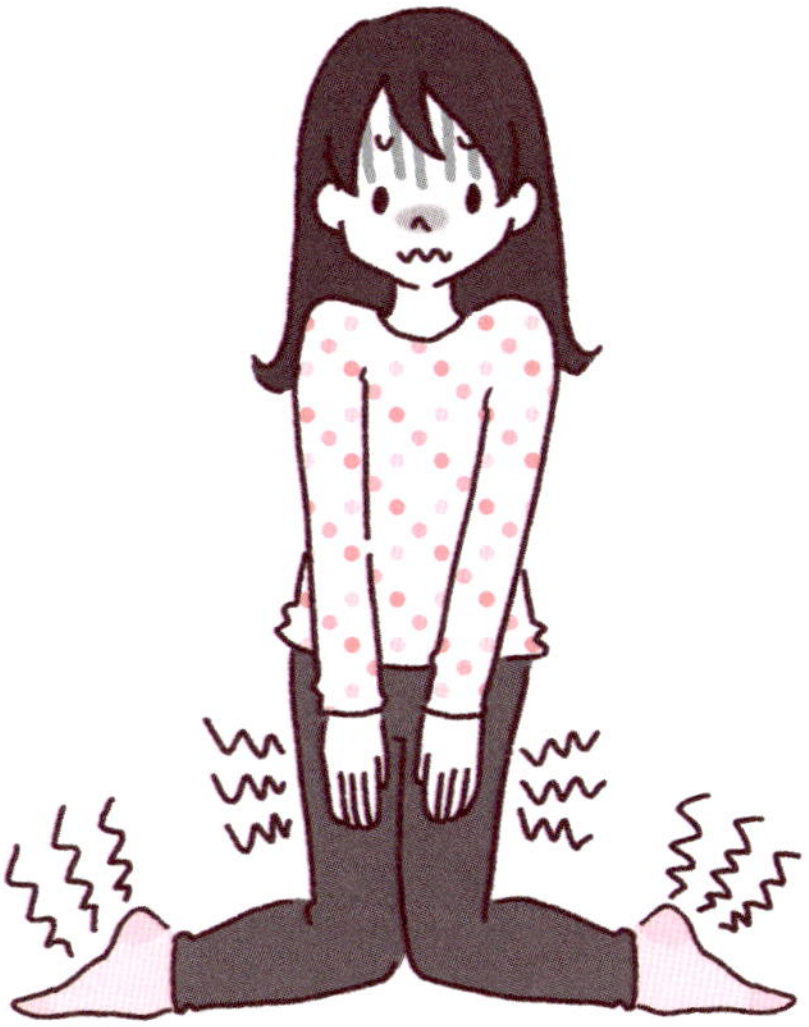

末端の血管が収縮して起こる

「血管収縮型冷え症」

# 手足の冷えも全身の冷えも、冷えを感じる人はみな内臓温度が低い

血管が収縮して起こる、手先足先が冷たい冷え症。血管が拡張して起こる、全身が寒い新しいタイプの冷え症。このどちらにも共通していることがあります。

それは、**どちらも「お腹が冷えている」**ということです。

お腹の温度のことを「内臓温度」ともいいます。13ページの「検査2」で書いた深部温度計という特別な体温計を使って測るもので、家庭用体温計で測る体表面の温度とは異なります。

深部温度計で冷えを感じる女性１００人の内臓温度を測ったところ、その結果はほとんどの人が35℃台でした。**内臓温度は体表面の温度よりも1～2℃高く、37.2～38℃くらいが理想ですから、35℃台は明らかに低い温度です。**

深部温度計がなければ正確な内臓温度を測ることはできませんが、その傾向にあるかどうかは自分で試すことができます。

片方の手のひらを直接、おへその上（上腹部）にあてます。もう一方の手をおへ

その下（下腹部）にあてます。**上腹部が下腹部よりも冷たく感じたり、お腹が全体的に冷たく感じたら、内臓が冷えているということです。**

通常、上腹部は脂肪がつきにくく、内臓もたくさんあるので、温かいはず。下腹部はその逆ですから、上腹部より冷たく感じるはず。それなのに下腹部が温かく感じる場合は、そこにうっ血が起こっているということ。内臓を取り巻く血流が悪くなって、冷えが起こっているのです。

なお食後は胃に血液が集まっているので、チェックは食前に行なってください。

## 内臓の冷えの見分け方

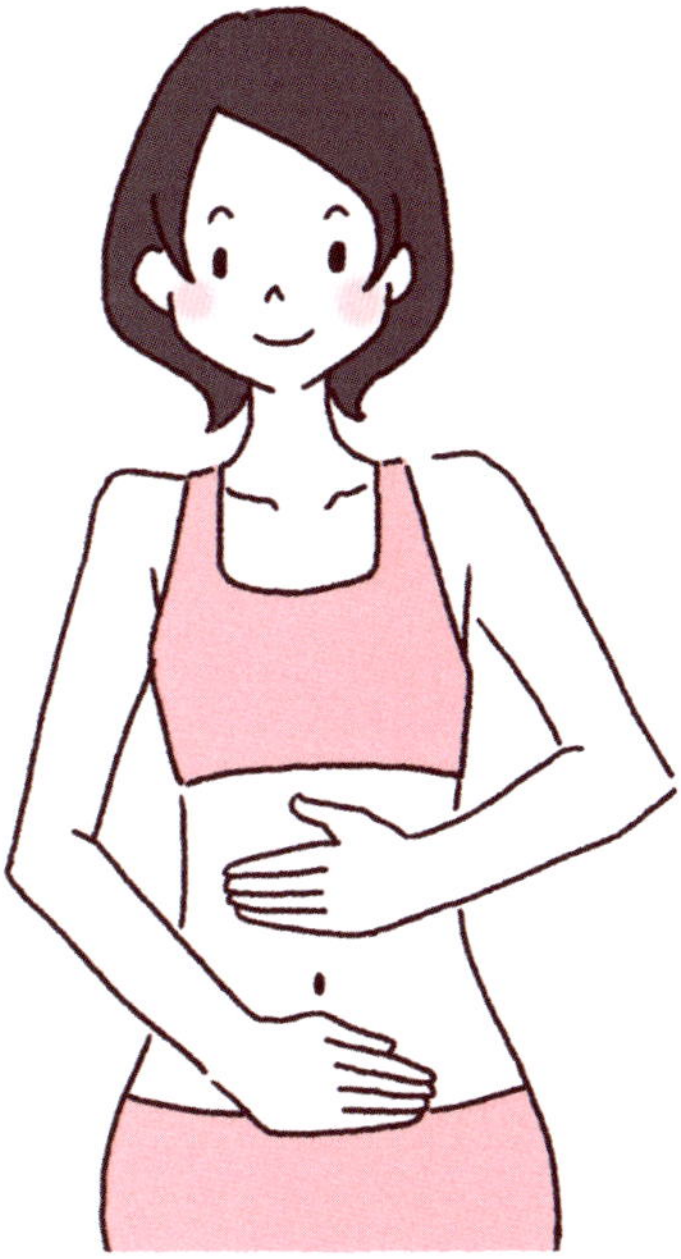

**STEP1**

片方の手のひらをおへその上に、
もう一方の手のひらをおへその下にあてる。

⇩

**STEP2**

おへその上のほうが冷たい、またはお腹全体が
冷たく感じたら内臓が冷えている！

内臓温度の理想は
**37.2 ～ 38℃**

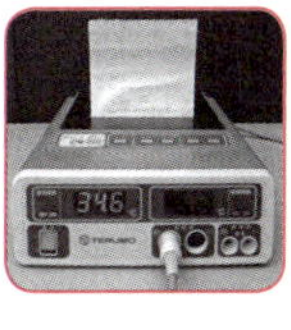

深部温度計

# 内臓温度が1.5℃下がると基礎代謝量は2割落ちる

みなさん、「代謝」という言葉は聞いたことがあるでしょう。代謝とは、生き物が体内で行なうさまざまな化学反応のこと。1日の代謝に必要なエネルギーの量は「カロリー（cal）」であらわされます。

代謝には大きく2つの種類があります。呼吸など生命を維持するために勝手にカロリーを消費してくれる「基礎代謝」と、スポーツなどからだを動かすことで消費される「活動代謝」で、1日で消費されるカロリーの割合は基礎代謝が6割を占めます。

全国冷え症研究所の調査では、**内臓温度が1℃下がると、この基礎代謝量が11～12％落ち、1.5℃下がると20％落ちる**ことがわかりました。

たとえば、20代女性の基礎代謝量は1日1110キロカロリーですから、内臓温度が1℃低いとその12％＝133キロカロリーが、1.5℃低いと222キロカロリーが、消費されずに体内に残ってしまうことに。茶碗1杯のご飯は235キロカロリーなので、およそ1杯分のご飯が毎日からだにたまっていくとも考えられるのです。代謝がロス（失われる）されるこの状態を「代謝ロス」といっていて、最近注目されています。

こんな状態が続けば、太りやすくなり、どんなダイエットを試しても効果が出ないのは当たり前。でも逆にいえば、内臓温度が1℃上がれば、基礎代謝量が11～12％上がるということ。代謝ロスを克服するには、内臓温度を上げることが大事なのです。

### 1日の基礎代謝量は？

| 年齢 | 男性の基礎代謝量（kcal／日） | 女性の基礎代謝量（kcal／日） |
|---|---|---|
| 18-29歳 | 1520 | 1110 |
| 30-49歳 | 1530 | 1150 |
| 50-69歳 | 1400 | 1100 |

厚生労働省「2015日本人の食事摂取基準」より

### 冷え症の人は代謝ロスで太る！

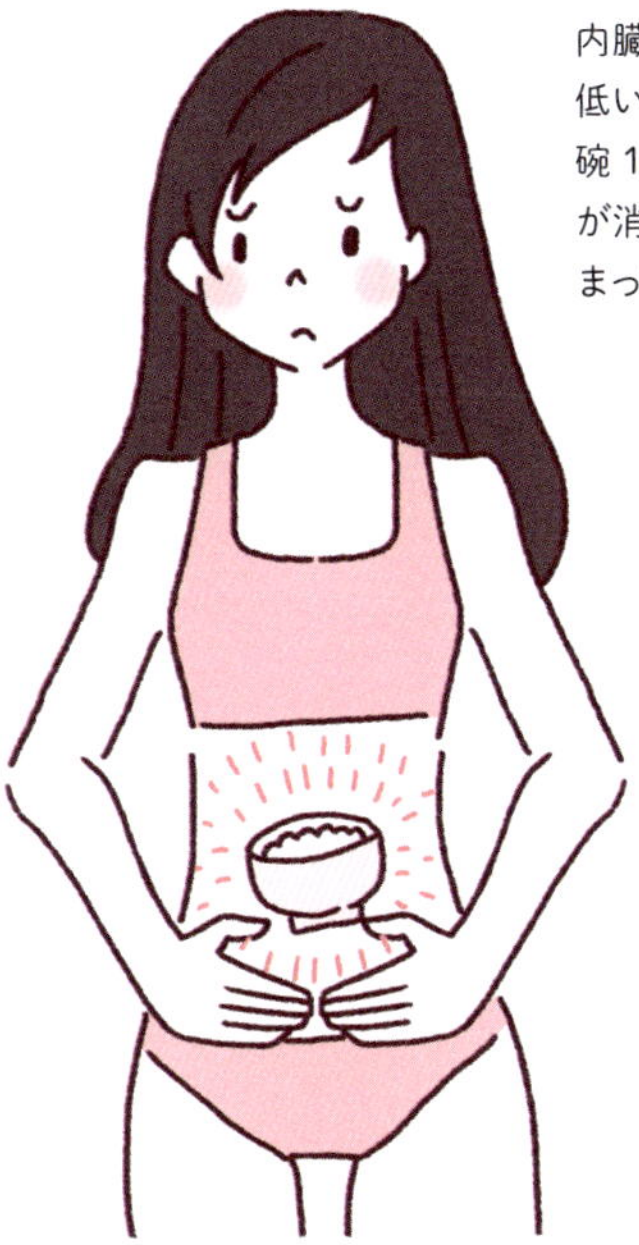

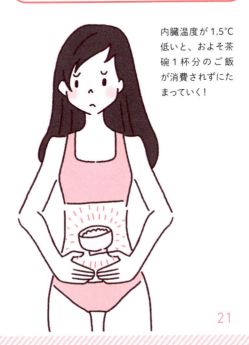

内臓温度が1.5℃低いと、およそ茶碗1杯分のご飯が消費されずにたまっていく！

# 冷え症を放置するとこんなに怖い

冷え症＝内臓温度が低いと代謝ロスになり、「やせにくくなる」と述べました。冷え症の弊害はもちろんこれだけではありません。「冷え症は万病の元」といっても決して過言ではないのです。

## ①自律神経が乱れやすくなる

ひどい冷えが続いて自律神経が乱れてくると、血管の収縮拡張がうまく行なわれず、さらにからだを冷やしてしまうという悪循環がくり返されます。

自律神経が乱れると、むくみやめまいなどが現れたり、肩こり、腰痛、生理痛がひどくなったりします。また、イライラや不眠やうつを招くこともあります。

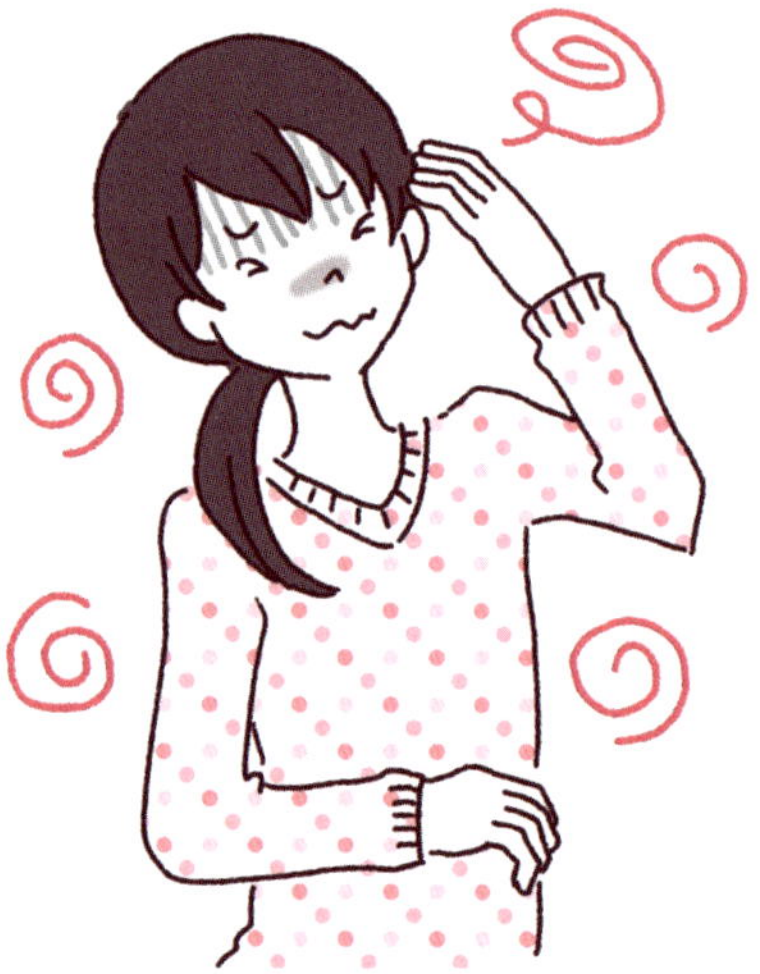

## ②肌トラブルが起きやすくなる

冷え症による血行不良が起こると、からだのすみずみに栄養が運ばれないだけでなく、老廃物もたまっていきます。血液はドロドロになって黒ずみ、肌をくすんだ色にしてしまいます。目の下の皮膚は薄くて毛細血管の色がダイレクトに現れますから、目の下のくまが気になる人は冷えによる血行不良を起こしているかもしれません。

代謝が下がると、色素が沈着しやすくなって、しみもできやすくなります。また、内臓の働きも悪くなり、肌のハリに影響してきます。

## ③内臓の機能に影響を及ぼす

腎臓を例にお話ししましょう。腎臓の役割は血液を濾過して尿として膀胱《ぼうこう》に送ることですが、尿を濾《こ》す働きを担っているのが糸球体《しきゅうたい》と呼ばれる小さな毛細血管の集合体です。毛細血管は冷えると簡単に縮み、血流が悪くなって、さらに冷え症に拍車をかけます。

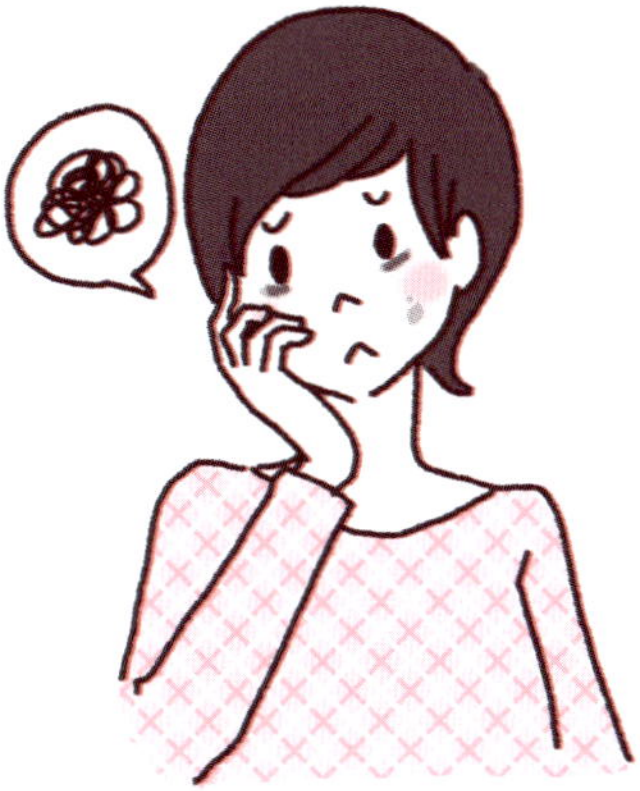

そうなると腎臓の働きが悪くなり、むくみやすくなる、顔色がどす黒くなる、夜間頻尿、血圧上昇、動悸息切れなど、さまざまな症状がでてきます。

### ④免疫力が低下する

免疫力は、血液の流れと大きな関係があります。血流が悪くなると、からだに入りこんだウイルスや病原菌を退治して健康を保ってくれる白血球の働きが悪くなり、病気になりやすくなってしまいます。

白血球はウイルスや細菌だけではなく、がん細胞にも対応しています。健康な人の体内でも1日に数千個ものがん細胞が生まれていますが、白血球がそれを食い止めてくれているのです。内臓温度が1℃低下すると、免疫力は30％低下するといわれています。

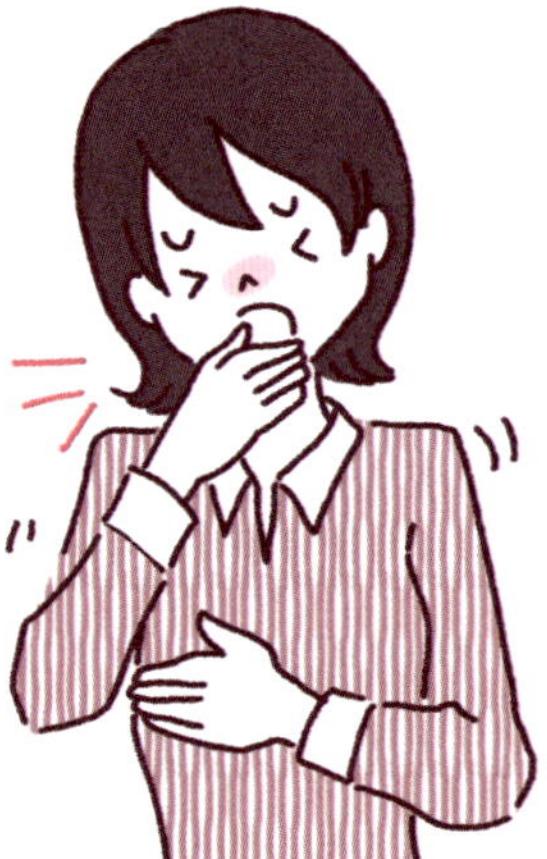

### ⑤脳の老化が加速する恐れ

脳が正常に活動するためには、全身の血液の15％という大量の血液が必要です。

めまいがひんぱんに起こる、イライラする、からだが重いなどの不快感が続く場合は、内臓温度の低下が招く脳の血流不足が関係しているかもしれません。それは、やがて脳の老化に加速をつけてしまいます。

## ⑥婦人科系疾患のリスクが高まる

お腹が冷えていると、女性では子宮や卵巣が異常を起こして生理痛や生理不順が起こったり、子宮筋腫や卵巣腫瘍などの婦人科系疾患を引き起こしたり、ひいては不妊症になることもあります。

このほか、のぼせ、ほてり、胃痛、胸やけ、下痢、便秘、疲れ、アレルギー、うつなど、冷えから来る症状は千差万別、人によってさまざまです。

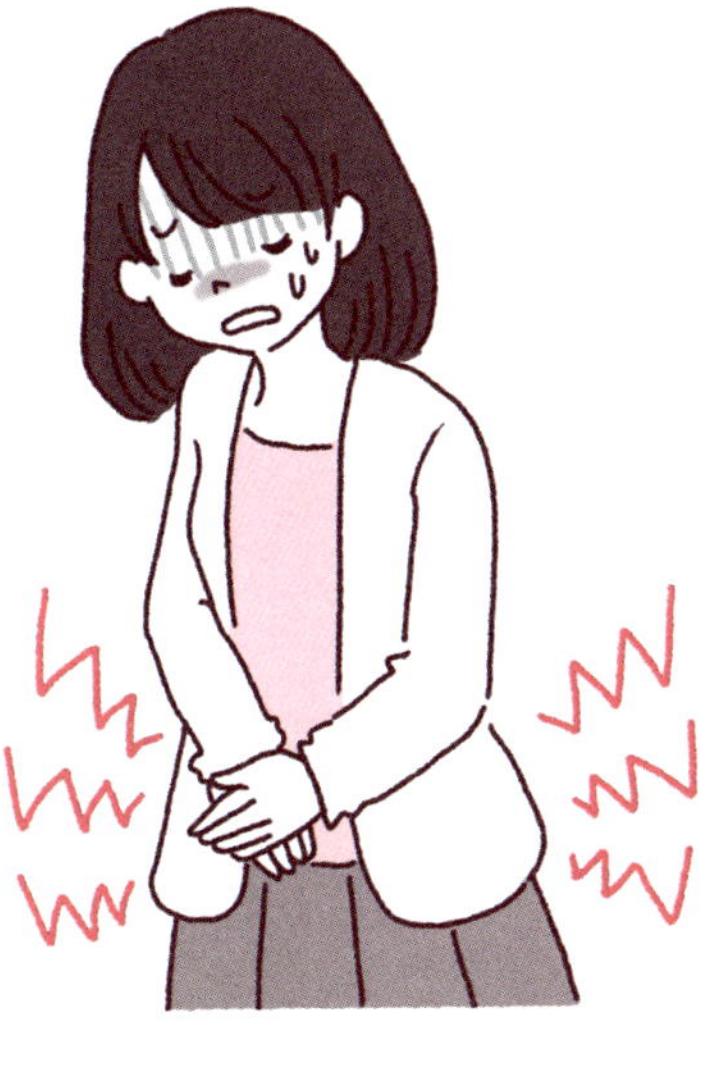

# よかれと思ってしていたことが…
# 間違いだらけの冷え症対策

冷え症の人はどんな対策をしているのでしょうか？　やみくもに冷えている部分を温めようとしているのではないでしょうか？「冬はとにかく重ね着」をしたり、「寝るときは電気毛布にくるまって朝までつけっぱなし」にしているのでは？

冷えている部分を温めることは、基本的には間違いではありません。しかし、寒いからと素材の相性を考えずに重ね着するのは、冷え症の大敵である静電気をうみだして、冷えを増長させてしまいます。

電気毛布にくるまって眠るという行為も同じ。これでは、静電気に抱かれて眠っているようなもの。解決どころか、ますます冷え症をひどくしてしまうことになりかねません。

このように、冷え症や健康によかれと思ってやっていることが、かえって冷えを悪化させていることもあります。「やってはいけないＮＧな冷え症対策」についてお話ししておきましょう。

NG!

# 温めっぱなしの足湯

温まって広がった血管から熱が一気に逃げる

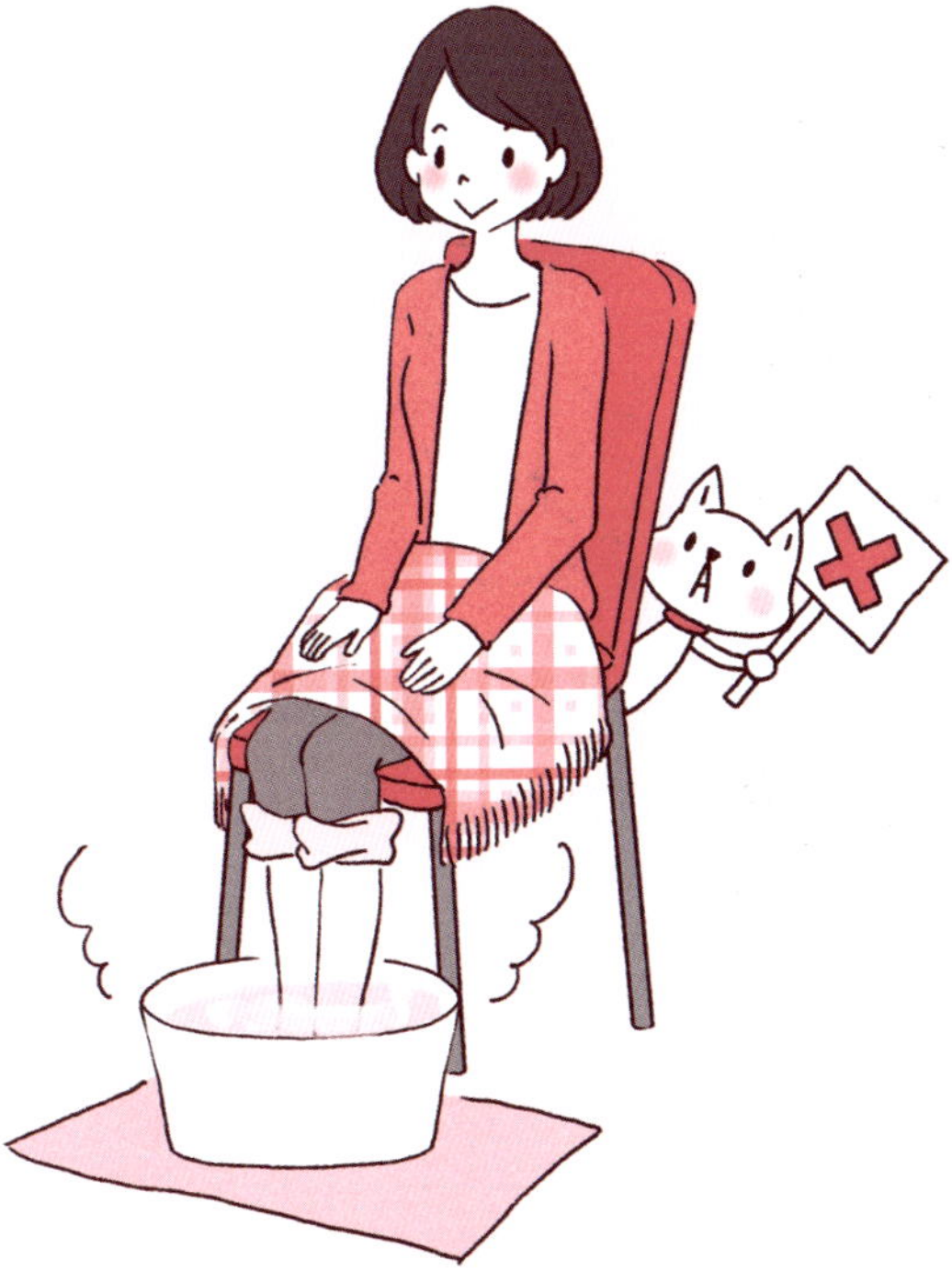

足が冷たくて眠れない人などがよく行なう足湯。気持ちのよいものですが、お湯から足を出したとたん、温まって広がった血管から一気に熱が逃げていってしまいます。

お湯で開いた血管は熱が逃げるのも早く、結果、余計に冷えてしまうのです。体内の熱は胴体よりも手足から逃げていくほうが多いので要注意。

足湯をしたら、直後に、水にぬらしてしぼったタオルで足を巻きましょう。冷たいタオルで巻くことで、広がった毛細血管を収縮させて熱が逃げるのを防ぎ、湯冷めを防ぐことができます。

NG!

# 朝のヨーグルト

## 熱を下げる乳製品は夕食後に食べよう

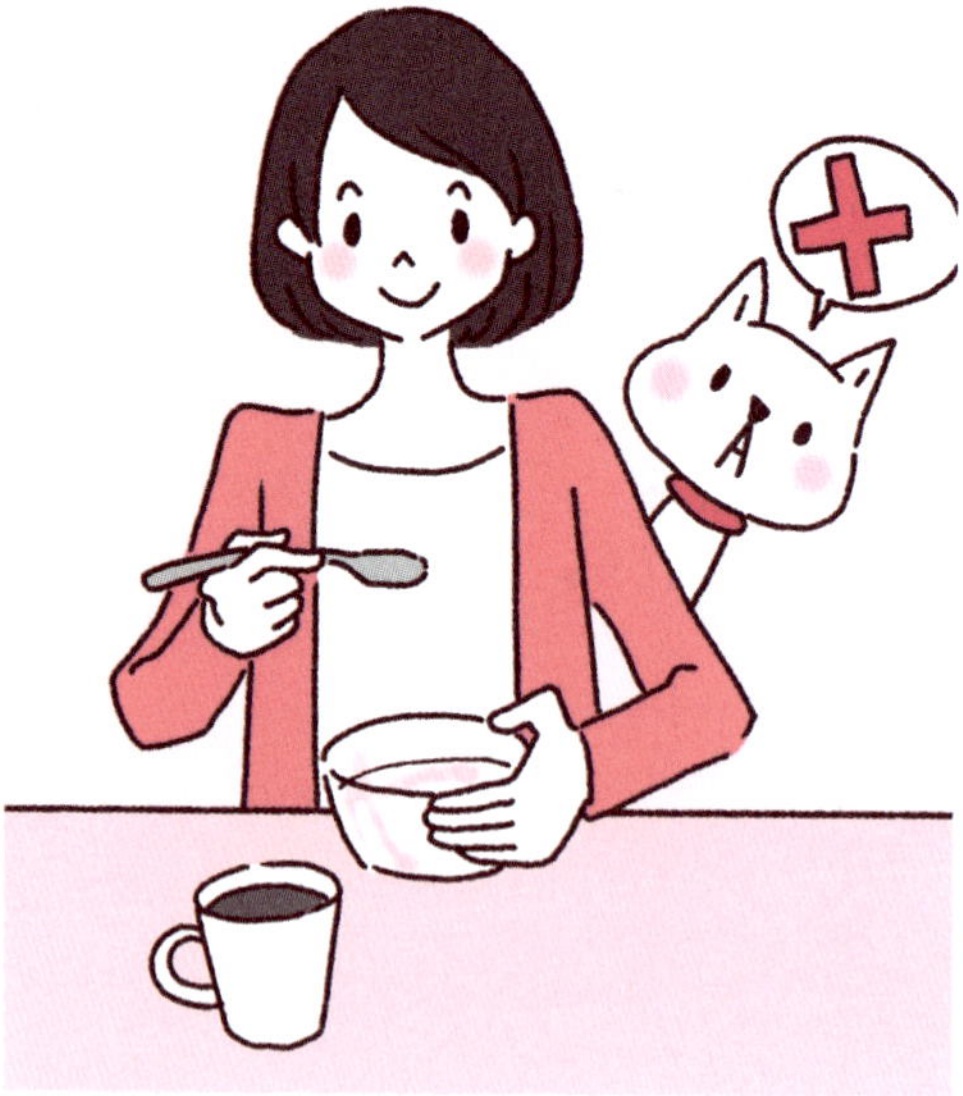

乳製品は熱を下げる作用があるので、ヨーグルトはからだを冷やしてしまいます。

でも、ヨーグルトには乳酸菌が含まれ、腸内の善玉菌を活性化して腸の働きをよくしてくれるすぐれもの。

問題は食べる時間帯です。朝は1日のうちでいちばん体温が下がっている時間なので、冷え症の人にはNG。

ヨーグルトを食べるなら、夕食後にしましょう。体温も上がり、腸が活発に動いているので、胃酸に弱いヨーグルトの栄養分を損なうことなくとりこむことができます。

NG!

# 長時間の着圧ソックス

## 必要な時間だけにとどめ、お腹の温め対策も

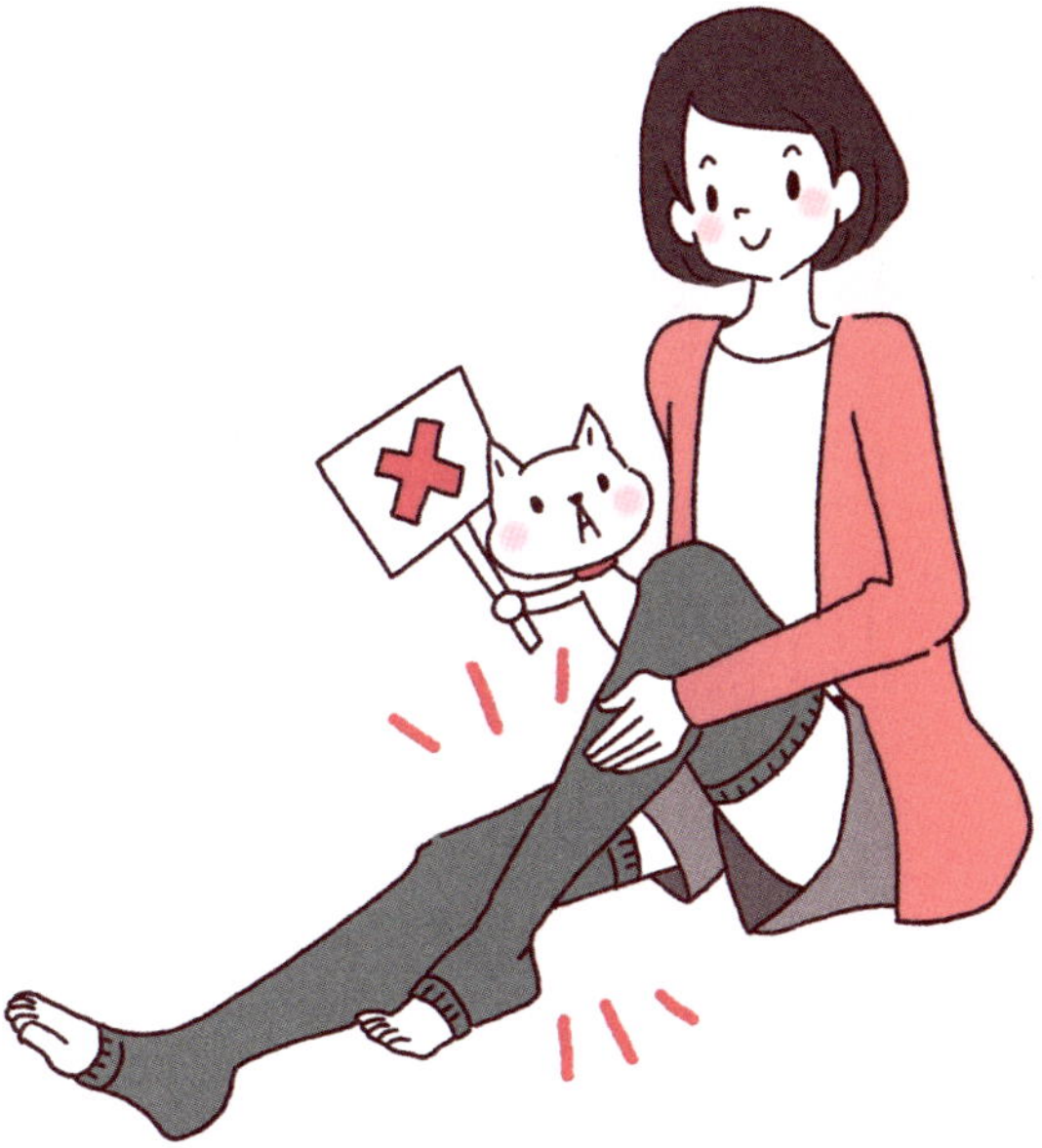

むくみ対策に人気の着圧ソックスは、間違った履き方をしていると逆効果です。

まず長時間の使用はＮＧ。昼間の活動的な時間帯に短時間なら、着圧ソックスはポンプの役割を果たして血行を促進してくれますが、長時間履きっぱなしとか、寝るときも履いたままというのは問題です。足首の動きを妨げて、血行不良による冷えをうながしてしまいます。

まずはストレッチで足首の関節をやわらかくし、そのうえで必要な時間だけ履き、寝るときは脱ぎましょう。

むくみが気になる人は着圧ソックスに頼るよりも、うっ血しているお腹を温めるほうが効果的です。

NG!

# パジャマ代わりのフリース

パジャマにするなら
毛、綿、絹

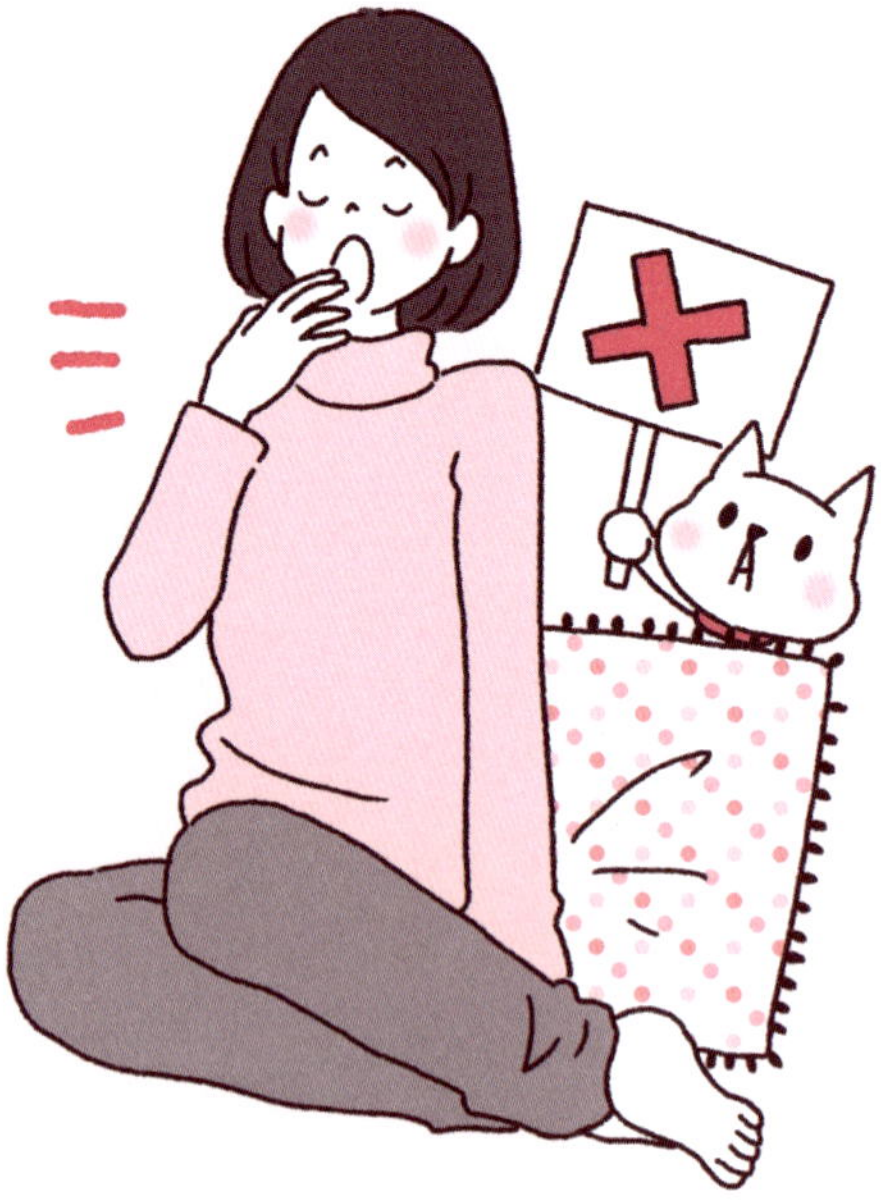

冬は、暖かいフリースをパジャマ代わりに着ている人も多いでしょう。

フリースの素材は静電気を起こしやすい化学繊維で、ポリエステルの一種。フリースを身につけて、たとえばウールの毛布にくるまると、寝返りをうっただけで摩擦によって静電気が発生します。静電気はからだに帯電して、自律神経に悪影響を与えるという意見も。また、フリースは熱がこもりやすいので、うまく体温調節ができなくなる恐れもあります。

パジャマ代わりのフリースは避け、毛、綿、絹などの吸湿性や保温性にすぐれた天然素材のものを身に着けましょう。

NG!

# ブーツとミュール

## 履いた日には足首のストレッチを欠かさずに

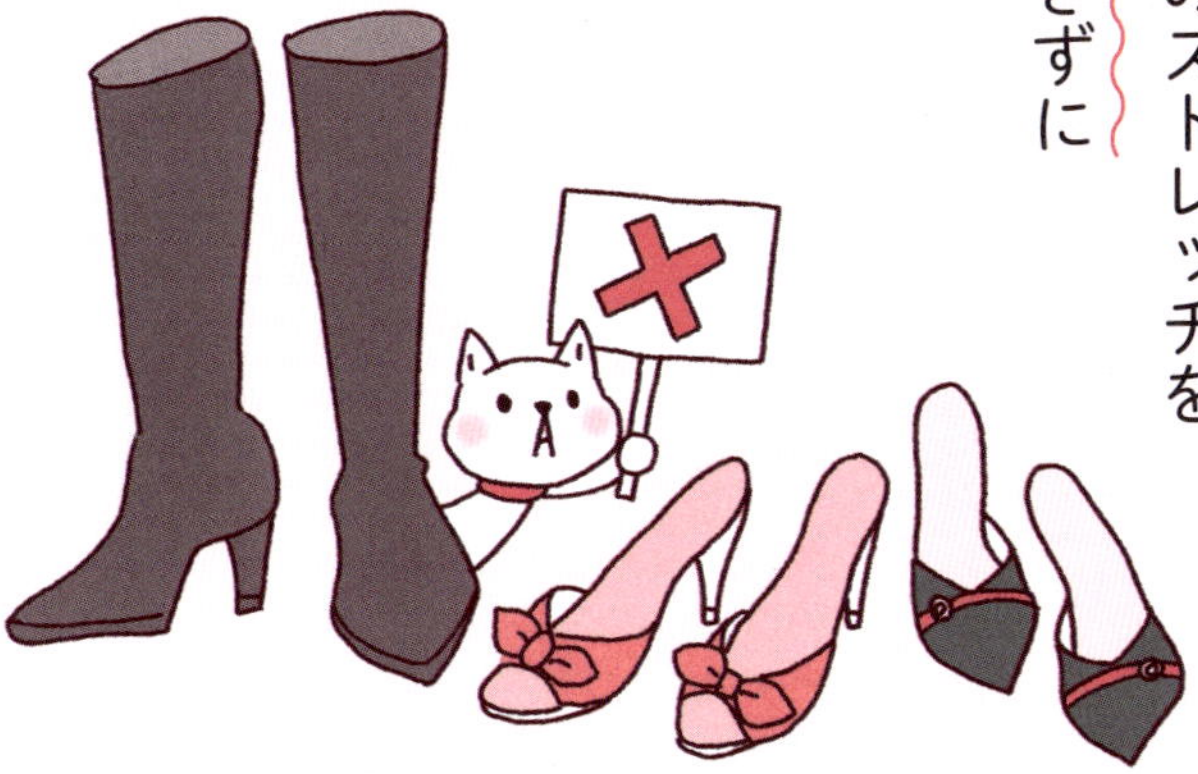

冬のおしゃれに欠かせないブーツ。足の寒さもしのげますが、ブーツは、足首を強制的に固定して関節を固めるため、足首の曲げ伸ばしがしにくくなります。すると、血流が悪くなってむくみを起こし、内臓温度を下げてしまいます。

夏のミュールも同じ。夏はミュール、冬はブーツを履くことが多い人は、椅子に座って足を伸ばした状態で、足首が90度くらい曲げられるか、試してみてください。角度が小さい人は血流が悪く、内臓温度が低くなっている恐れアリです。

ブーツやミュールを履いた日は、足首のストレッチをして、固くなってしまった関節をゆるめましょう。

# NG!

# ストッキングと靴下の重ね履き

1万ボルトも
帯電してるかも

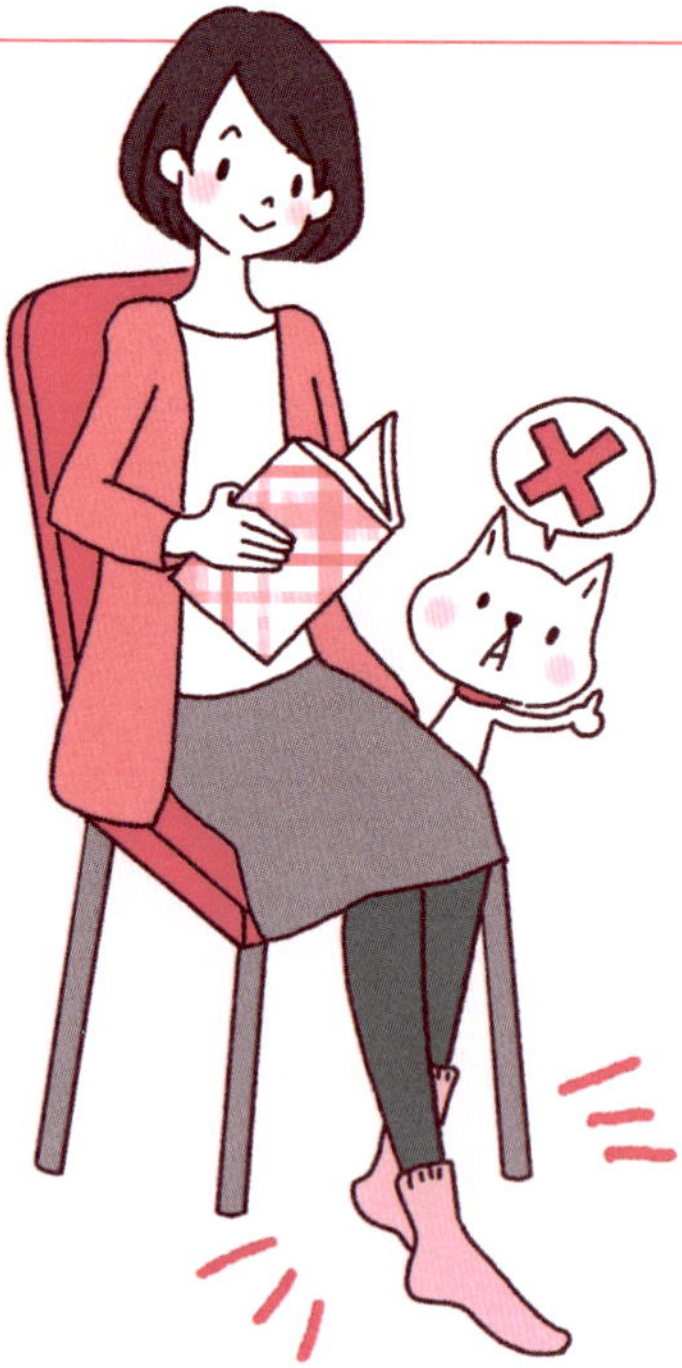

寒くなるとやりがちなストッキングやタイツと靴下などの重ね履きですが、素材の組み合わせによっては、摩擦で静電気が発生してしまいます。静電気の起きやすい足元でヒールの高い靴を履いたりすると、電圧が上がりやすくなるうえに、地面への放電も少ないので、1万ボルトも帯電してしまうことも！　そうなると自律神経に悪影響を及ぼし、血管を収縮させて血行を悪くしてしまいます。

また、締めつけの強いものを重ねて履くことも、血行の悪化につながります。

重ね履きするなら、静電気が起きにくく吸水性もよい、5本指シルク靴下＋5本指綿靴下＋ゆったりシルク靴下を。

# 2

# あなたの冷え症は どちらのタイプ？

# からだが熱をうみ出すしくみと、からだが冷えるしくみ

1章で「代謝」についてお話ししました。代謝とは、食べたものから別の物質を合成したり、エネルギーを作ったり、それを消費したりする活動のこと。**この代謝がなされる過程で「熱」がうみ出され、体温が作られます。**代謝にはいくつか種類がありますが、もっとも多いのが生命を維持する「基礎代謝」で、全体の6割を占めます。そして、基礎代謝のなかでもっとも活動量が多いのが筋肉です。

**代謝によってつくられた「熱」は、血液によって全身のすみずみまで運ばれます。**血液は細胞に栄養を運んだり、体内に侵入した異物を撃退するという役割とともに、「体温を維持する」という大切な役割も担っているのです。

具体的には、寒さを感じると、からだは血管を縮めて流れる血液の量を減らし、皮膚表面から体温が失われるのを防ぎます。反対に暑さを感じると、血管を広げて血液の量を増やし、皮膚表面から熱を放出しようとします。

このように、**血管を縮めたり広げたりして、流れる血液の量を調整し、体温を一**

**定に保っているのです**（ほかに、汗をかいて体温を下げたり、筋肉のふるえによって体温を上げるといった調節機構もあります）。

ところが、血流が滞ったり、自律神経のバランスがくずれると、この調節がうまくいかなくなります。

自律神経のバランスが崩れる原因は、生活リズムの乱れやストレスなどです。そもそも、**からだが冷えていることじたい、強いストレスになります。**そのストレスで自律神経がさらに乱れて、体温調節がうまくいかなくなり、さらに冷える……**こうした冷え症の負のスパイラルに陥ってしまうと、抜け出すことは難しくなってしまいます。**

**体温は代謝の過程で作られ、**
**血液によって全身に運ばれる**

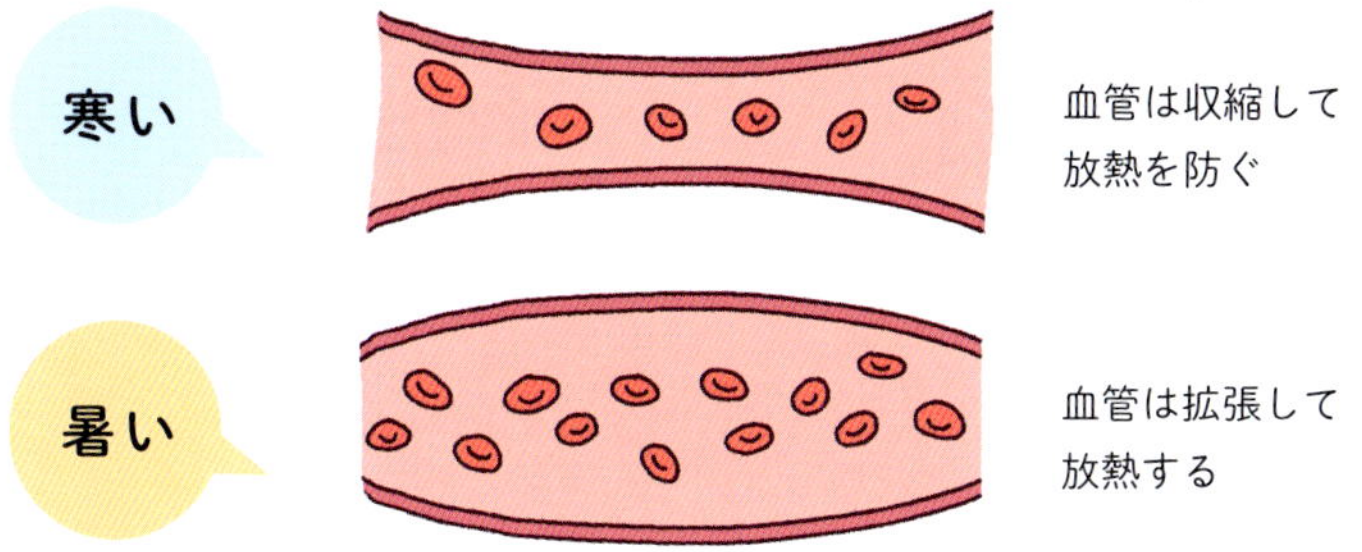
寒い
血管は収縮して
放熱を防ぐ
暑い
血管は拡張して
放熱する

血流の滞りや自律神経の乱れなどで冷えはひどくなる!!

## 冷え症の2つのタイプ「血管収縮型」と「血管拡張型」

さて、ひとことで冷え症といっても、その原因や症状はさまざま。原因や症状が違えば、対処の方法が異なってくるのも当たり前のことです。

これまできちんとしたメカニズムが解明されず、ひとまとめにされていた冷え症の正体と分類を知ることで、自分の問題がどこにあるのかを把握しましょう。

前章でもお話ししましたが、冷え症には大きく分けて、

**①手足や下半身が冷たいタイプ**
**＝末端の血管が収縮して起こる「血管収縮型冷え症」**
**②手足は他人が触るとポカポカしているのに全身が寒い、または手足も全身も寒いタイプ＝末端の血管が拡張して起こる「血管拡張型冷え症」**

の2つがあります。

左ページにそれぞれの特徴をまとめましたので、自分はどちらのタイプか診断してみてください。

# 2 あなたの冷え症はどちらのタイプ？

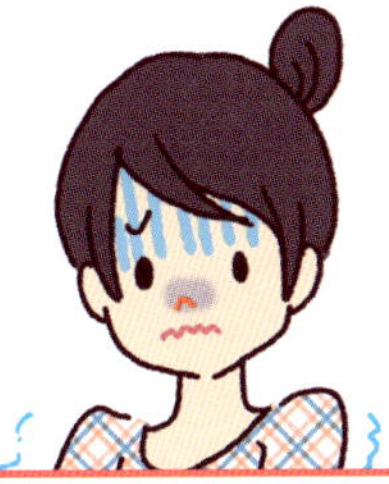

## 血管拡張型冷え症の特徴

- □ 全身が冷える
- □ からだは冷えているのに手先足先にほてりを感じる
- □ からだの冷えは感じず、手や足のほてりのみを感じることもある
- □ 何枚重ね着しても寒い
- □ 寝るときに電気毛布が手放せない
- □ 年々ひどくなる

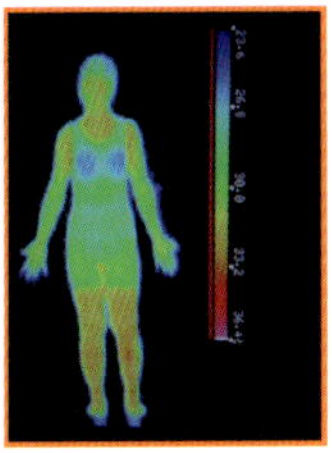

血管拡張型は体表面の血管が拡張して放熱しているので、温度は低くはありません。それなのに、本人は全身氷のように冷えていると感じています。

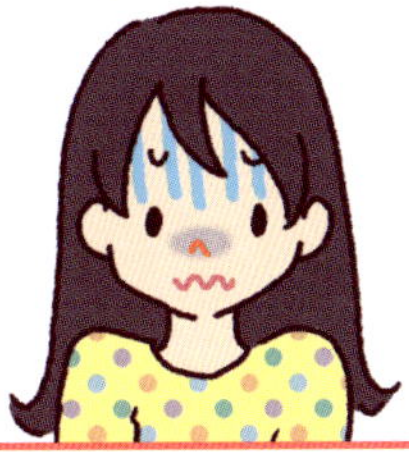

## 血管収縮型冷え症の特徴

- □ 室内にいても手足が冷える
- □ 秋から春にかけて、また冷房でつらくなる
- □ おもに下半身が冷える
- □ セルライトが多い
- □ 手足がむくむ
- □ 肩こり、腰痛、便秘、生理痛が気になる

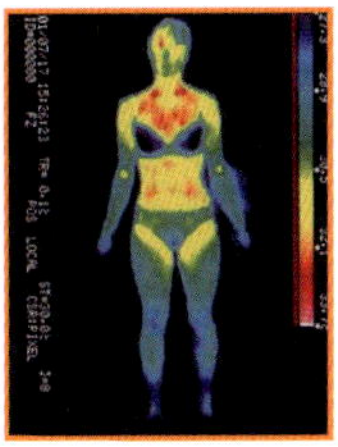

血管収縮型は、サーモグラフィーで見ると、手足の温度が非常に低いのがよくわかります。

# 手足や下半身に強く冷えを感じる「血管収縮型冷え症」

一般的に冷え症と呼ばれるのは、この「血管収縮型冷え症」です。冷え症のなかで7割はこのタイプ。**おもに手先や足先に強い冷えを感じ、寒くなってくる秋から冬にかけて症状が出てきます。**なかには、手先足先の血流量が、正常な人の10分の1、20分の1しかないという人もいます。

原因としてはいくつか考えられます。ひとつは、**少しの寒さが刺激となって末端の血管が激しく収縮してしまい、その結果、温かい血液が手先や足先などの先端まで運ばれずに冷える**ということ。そもそも冷えは、貧血症、低血圧、基礎代謝が低い、体水分量が多い、アレルギー体質、自律神経失調症、ストレスが強い……などの傾向にある人が、直接的にからだが冷える経験を何度かくり返すうちに、少しの寒さに対しても過剰に反応するようになって起こります。

もうひとつは、**関節が硬くなったり、足の筋力の衰えが原因で足の指の曲げ伸ばしや開閉が困難になったり、外反母趾《がいはんぼし》などで足の血管の柔軟性が悪くなったりして、**

**血管が収縮し冷えを感じる**というものです。

また、下腹部にうっ血を起こし、腰から下に血液が回りにくくなることが原因で起こることもあります。このタイプは、腰から下に冷えを感じやすく、女性は婦人科系の疾患に、男性は腎臓や泌尿器系の病気になりやすい傾向があります。

さらに、**セルライトが原因となることもあります。**セルライトは、血行不良によって不要な水分や老廃物が脂肪細胞にくっつき、かたまりとなったもの。セルライトはリンパの流れも阻止してしまうので、部分的に血行が悪くなり冷えが起こるのです。

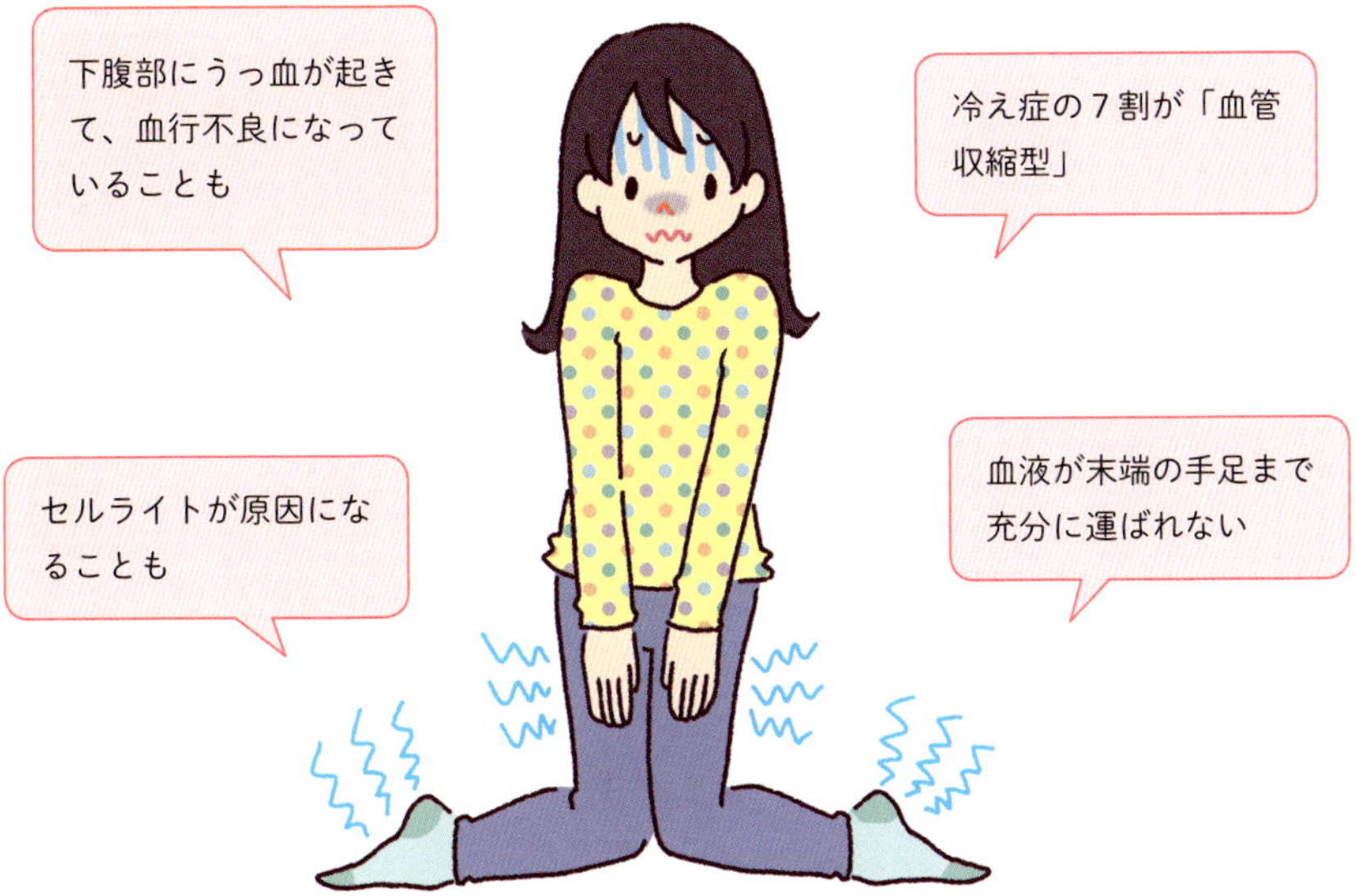
下腹部にうっ血が起きて、血行不良になっていることも
冷え症の７割が「血管収縮型」
セルライトが原因になることも
血液が末端の手足まで充分に運ばれない

# 血管収縮型冷え症は、冷えている手足よりもお腹を温める

血管が収縮して手足が冷えるこのタイプは、頭とお腹に血液がとどまって、手足にまで十分に届いていないので、手足ばかりを温めてもあまり効果は期待できません。冷え体質を改善するには、**集まっている血液をからだの末端まで流してあげる工夫が必要です。**

そのためには、**冷えている手足よりも、からだの中心を温めましょう。血液をからだの末端まで流すためには、お腹を温めるのが効果的です。**からだの中心を温めることによって、血液はからだの外側に循環していきます。

具体的には、腹巻きや毛糸のパンツ、カイロなどを利用しましょう。寒さを感じる季節になったら、左ページの写真のように、お腹とその真裏の背中にカイロを貼ります。腹巻きは、夏のあいだもエアコンによる冷えを防ぐためにおすすめです。

「足指じゃんけん」と「足指体操」もいいですね。ブーツを履いた日などは、足全体が締めつけられて血流が悪くなっていますから、必ず行なうとよいでしょう。

# 2 あなたの冷え症はどちらのタイプ？

**血管収縮型**
**冷え性対策**
**からだの中心**
**（お腹）を温める！**

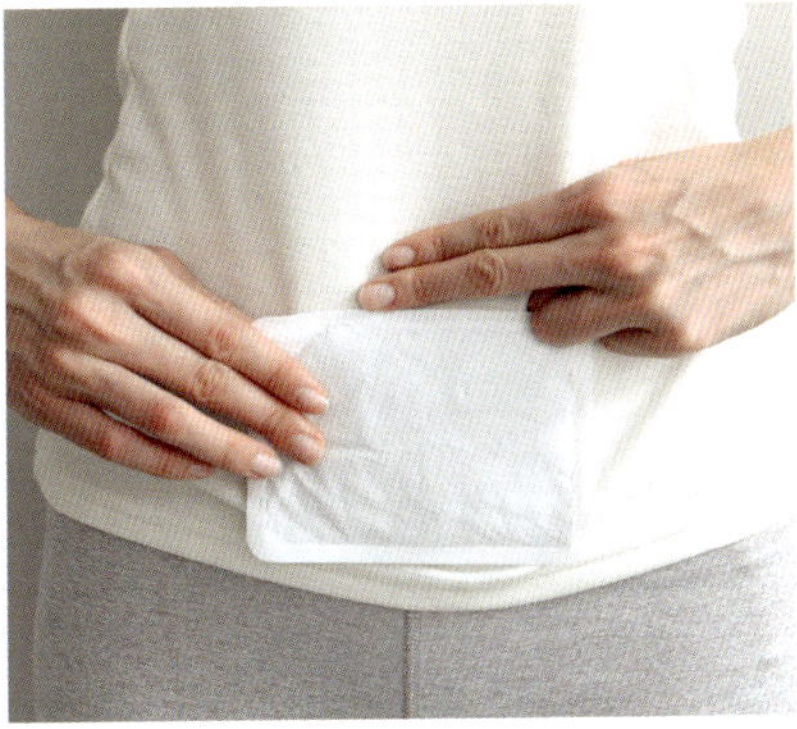

おへその下に指を２～３本分空けたところとその真裏の背中に、はさむようにカイロを貼って、お腹を温める。

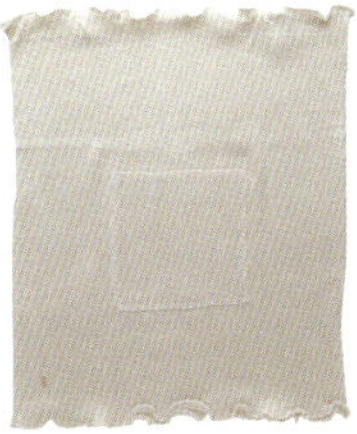

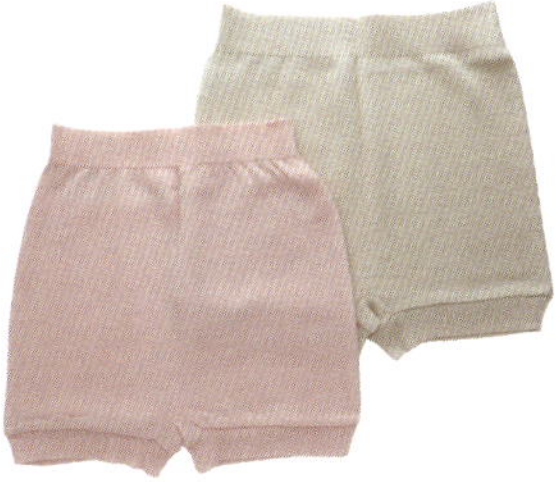

腹巻きや毛糸のパンツでお腹を温める。

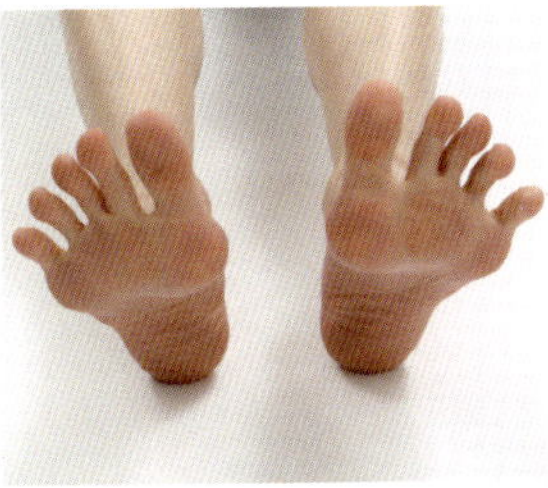

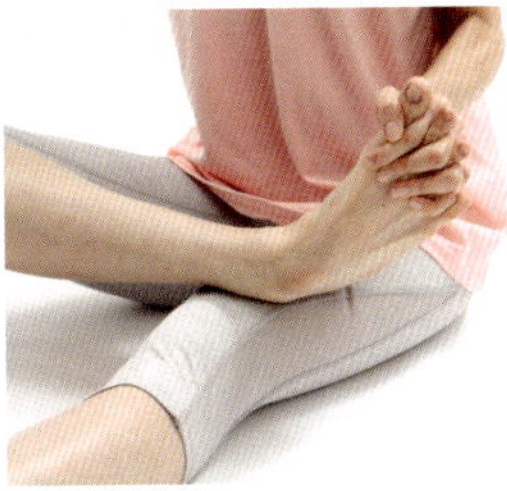

足指じゃんけん、足指体操で、滞っている足先の血行をうながす。→ p.62

## 共通の対策

| | |
|---|---|
| ストレッチ | 骨盤調整タオルストレッチ→ p.50／からだポカポカストレッチ→ p.54<br>足首やわらかストレッチ→ p.60 |
| 食事 | ヒハツ→ p.66／しょうが→ p.72<br>からだを温める食事→ p.78 |
| 生活 | 5本指靴下など→ p.86／半身浴→ p.88／温かく眠る→ p.90<br>静電気対策→ p.92／防寒テープ→ p.94 |

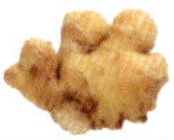

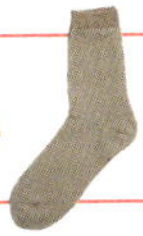

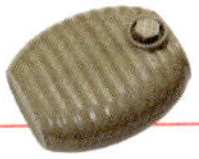

## 皮膚の温度は上がるのに、全身に冷えを感じる「血管拡張型冷え症」

近年増えているのが、この「血管拡張型冷え症」です。

血管が広がると温かくなると思われがちで、事実、腋下体温は高い人が多いのですが、開いた血管から体温が外気に奪われ、寒さを強く感じます。ストレスなどによる自律神経の乱れが原因で、このタイプは男性にも増えており、症状は年々強くなります。

悪化すると、真夏にジャケットを着たり、冬にはからだ中にカイロを何枚も貼ったりする人もいます。なかには電気敷き毛布と電気掛け毛布にはさまれないと寒くて眠れないという人もいますが、それではますます体温調整ができないからだになってしまいます。

**血管拡張型冷え症は、他人が触ると手足の温度は高いのに、自分は全身に冷えを感じます。**通常、足先の温度は26℃±1℃ほどですが、このタイプの人は意外にも足先の温度が30℃を超えているというケースが多く見られます。

2 あなたの冷え症は**どちらのタイプ？**

不思議な現象ですが、これは高熱を出したときに悪寒を感じるメカニズムによく似ています。つまり、**末梢血管が広がってどんどん熱を放出してしまうために、皮膚表面の温度は上がり、冷えてしまうのです。**

手足の温度は上がる冷え症ですが、何かのきっかけで少しでもからだが冷たさを感じると、いっきに血管が収縮し、皮膚の温度を極端に下げるので全身がとても冷たくなります。

この状態が1日じゅう休まずくり返されるので、からだはつねに寒さと冷たさをくり返し感じています。これは自律神経が乱れてマヒしてしまっているために起こる現象です。

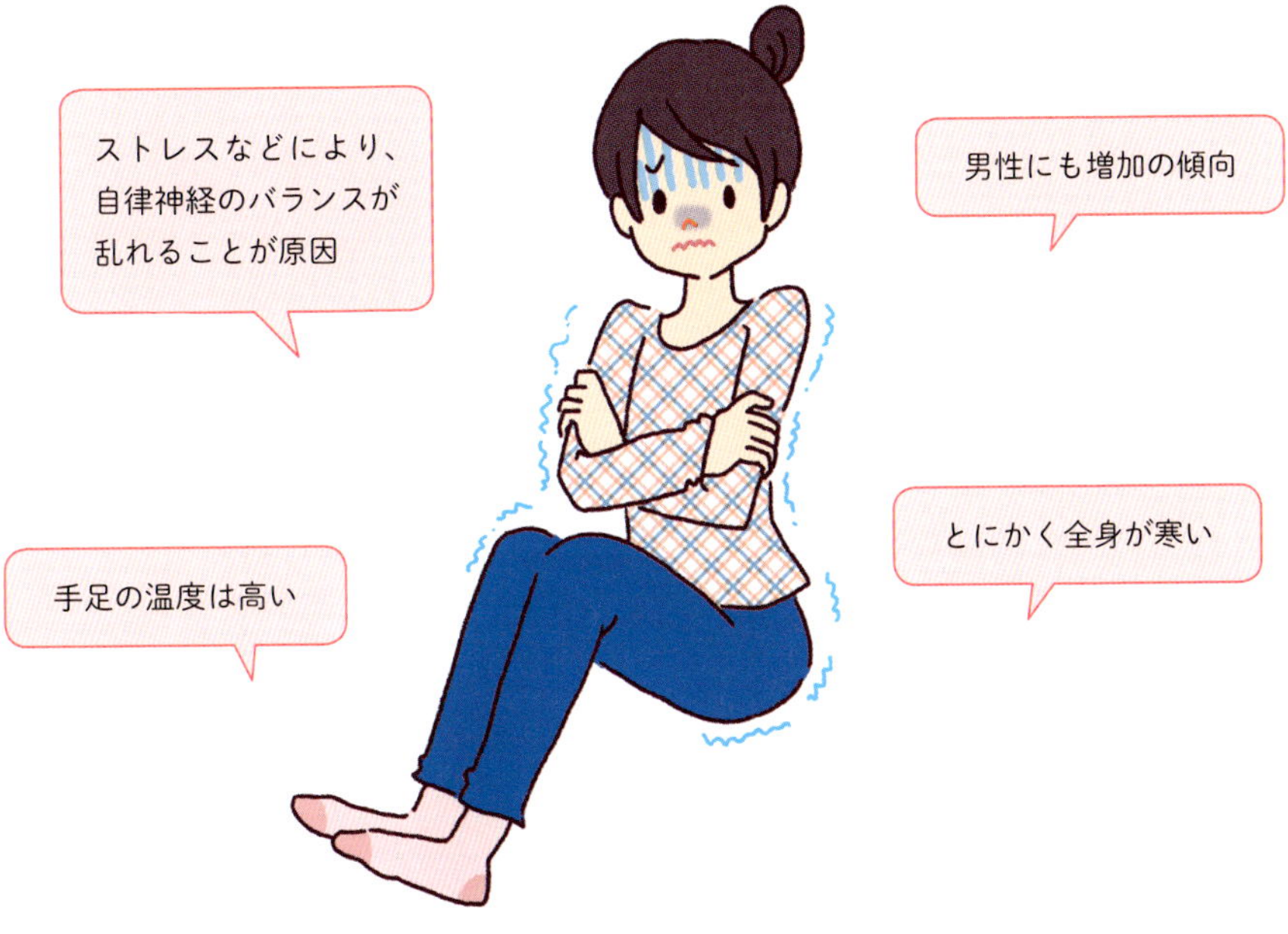
ストレスなどにより、自律神経のバランスが乱れることが原因
男性にも増加の傾向
とにかく全身が寒い
手足の温度は高い

# 血管拡張型冷え症は、刺激に過敏になっている皮膚を鍛える

このタイプは、拡張して熱を放出している末梢の血管を少し収縮させることが大切ですが、物理的に局所を冷やすと冷え感は強くなります。手先や足の指などを、タオルでこするようにマッサージしましょう。**マッサージは、冷えに対して過敏になっている皮膚表面を鍛えて抵抗力をつけるためにも有効です。**

全身が寒いので、とにかくどこもかしこも温めたくなる気持ちはわかります。でも、**温めすぎると体温調節ができなくなってしまい、冷え体質が悪化する恐れもあるので、要注意。温めるポイントは首、お腹、足先の3か所です。**マフラー、腹巻き、5本指靴下などを利用し、カイロも貼るならこの3か所までにしましょう。

首と足先を温めるのは、太い動脈が皮膚に近いところにあるため、冷えの影響を受けやすいからです。ここが冷えると冷たい血液が全身にめぐり、逆に温めると血行がよくなるというわけです。また、お腹は大切な臓器が集まっている場所なので、冷えると血流が滞ります。

## 血管拡張型
## 冷え性対策

**皮膚を鍛え、首・お腹・足先を温める！**

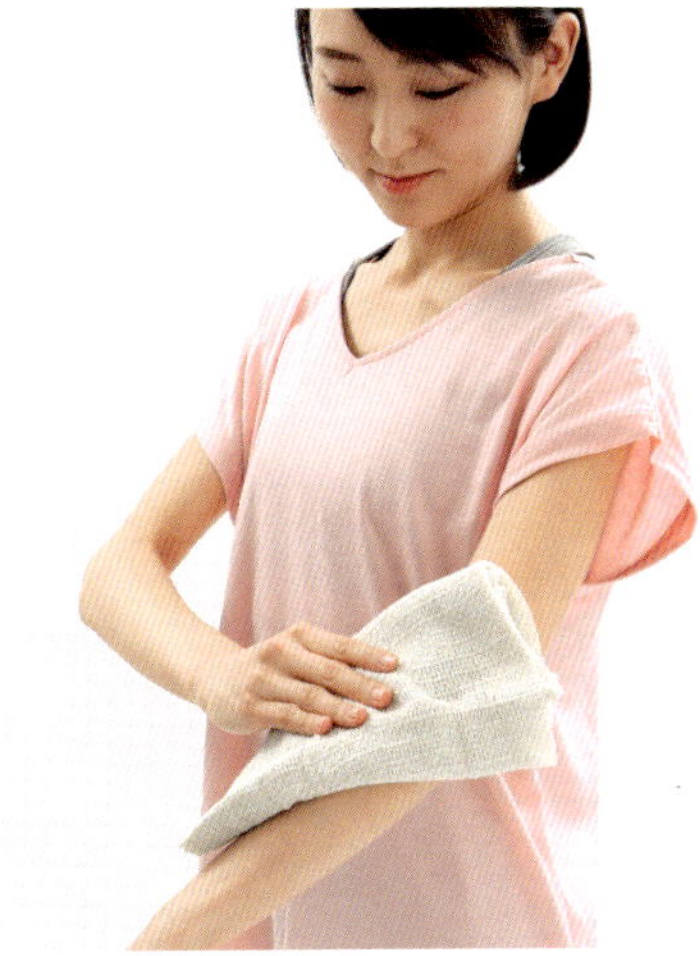

シルクのタオルなどでマッサージをして、過敏になっている皮膚表面を鍛える。
→ p.82

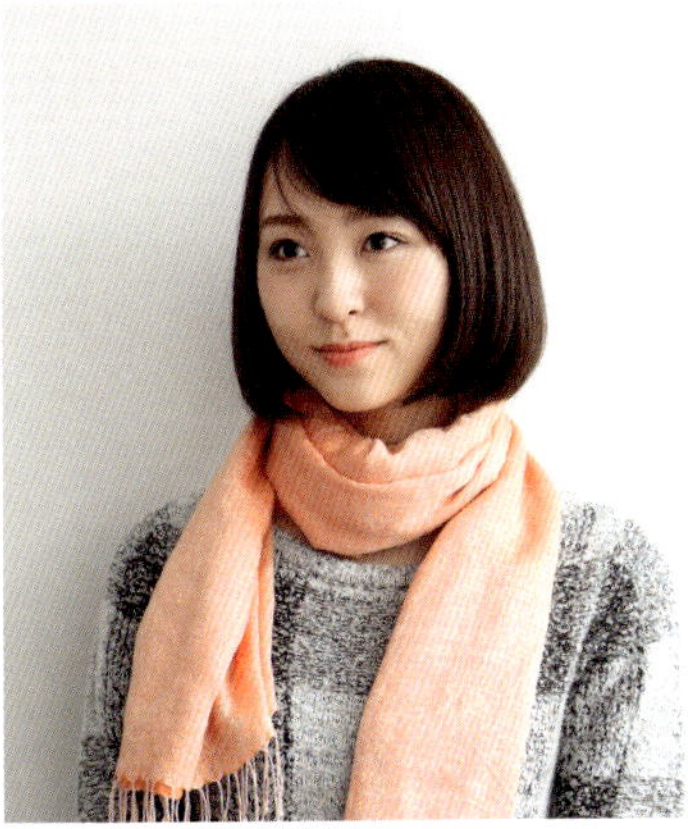

マフラーやスカーフで首元を、腹巻きや毛糸のパンツでお腹を、厚手の靴下などで足先を温める。カイロを貼るのも OK。
→ p.84 ～ 87

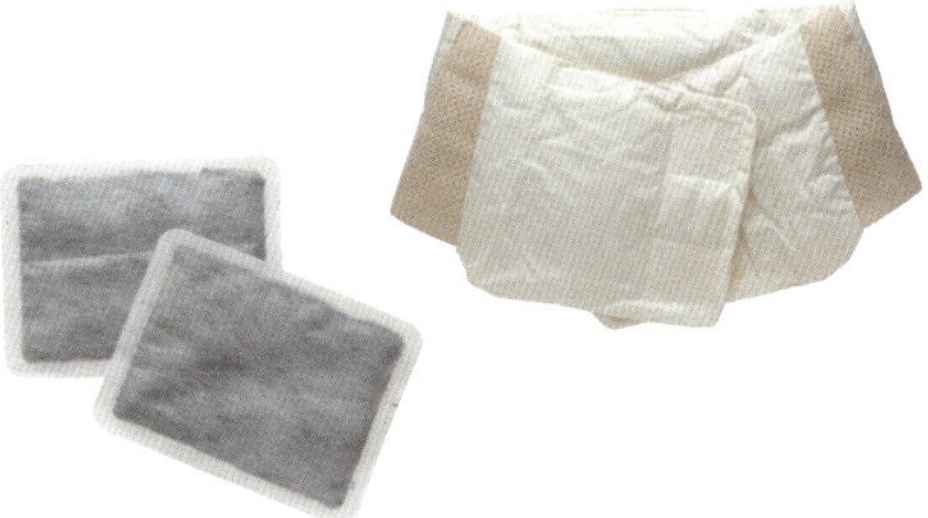

### 共通の対策

| | |
|---|---|
| ストレッチ | 骨盤調整タオルストレッチ→ p.50 ／からだポカポカストレッチ→ p.54<br>足首やわらかストレッチ→ p.60 |
| 食事 | ヒハツ→ p.66 ／しょうが→ p.72<br>からだを温める食事→ p.78 |
| 生活 | 5本指靴下など→ p.86 ／半身浴→ p.88 ／温かく眠る→ p.90<br>静電気対策→ p.92 ／防寒テープ→ p.94 |

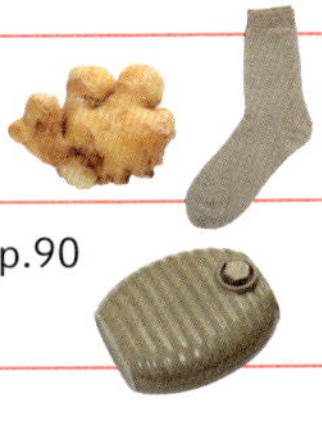

体験談 1

# 冷え症とともに、便秘と生理痛からも解放されました

28歳 女性

10代の頃からずっと手足が冷たく、1年の半分は電気毛布がないと眠れない状態でした。冷え症は体質とあきらめていましたが、どうしても耐えられないのはひどい生理痛で、鎮痛薬に頼るしかない日々でした。

そんなときに全国冷え症研究所の存在を知り、両親にもすすめられたので訪ねてみることに。問診やチェックシートでの検査、体温と腋下温度との差などから「治療が必要な冷え症」と診断されました。マッサージや超短波などに加え、日常生活の指導をしていただきました。

ちょうど暑い夏に向かう時期でしたが、大好きなアイスも冷たいコーヒーも封印。ダイエットにもなると思ってよく食べていた野菜サラダや果物も、からだを冷やすということでやめました。生理痛の痛さと冷えのつらさを思えば、なんでも我慢できるというものです。しょうがを入れたみそ汁はからだが温まる実感があり、好きでした。

「汗をかくことも必要」と教えていただき、シルクの腹巻きをして、教えていただいたストレッチをしたり、シャワーではなく湯船につかるようにして汗をかくうちに、自分でもからだが変わってきたと実感。

3か月後には生理痛も、もうひとつの悩みだった便秘も治り、その年の冬には布団を温めなくても眠れるようになりました。

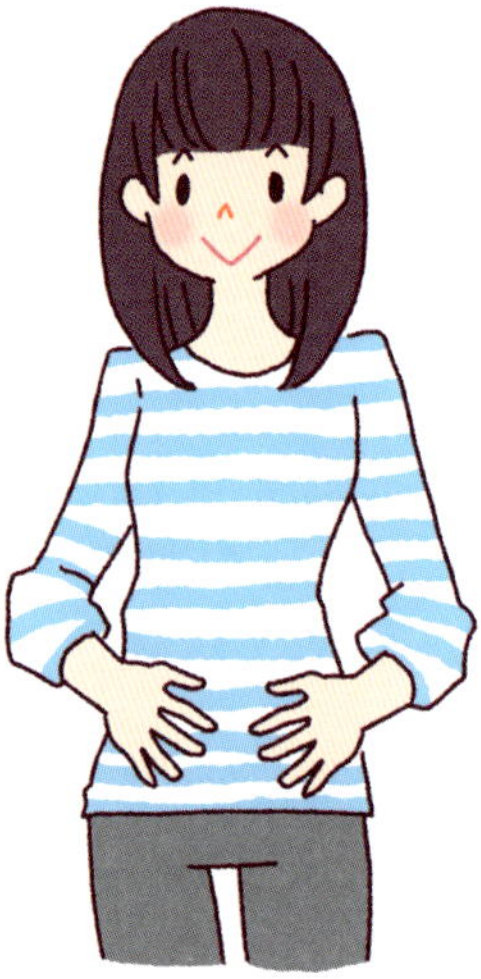

# 3

## 自分でできる冷え症対策

### 〈ストレッチ編〉

## ストレッチで代謝を上げ、血行をうながす

本書で紹介する基本のストレッチは、**骨盤の歪みを整えて血行をよくする「骨盤調整ストレッチ」、お腹の奥の筋肉（インナーマッスル）を前後左右に動かしてお腹のなかで熱を発生させる「からだポカポカストレッチ」**です。からだポカポカストレッチには「ヘリコプターストレッチ」「足上げガッツポーズストレッチ」「おじぎストレッチ」の3つがありますので、合計で4つが基本になります。

所要時間はそれぞれわずか1分ほど。**まずは3週間、基本的に毎日この4つを続けていただければ、効果は必ずでてくるでしょう。**4つすべてができない日があってもかまいませんが、最低限「骨盤調整ストレッチ」だけは行なってください。

また、ふくらはぎを刺激して血行をうながす「足首やわらかストレッチ」は、ちょっとした空き時間に気軽にできるのでオススメです。さらに、足先がとくに冷える血管収縮型冷え症の方は、足先の血行をうながす「足指じゃんけん」「足指体操」を行なうとよいでしょう。

# 3 自分でできる冷え症対策〈ストレッチ編〉

＼計4分半！／

基本の
ストレッチ

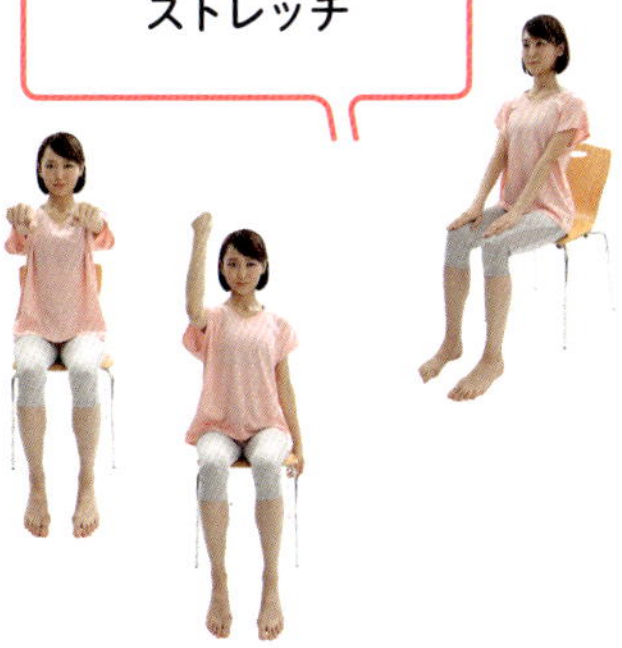

1分半！

骨盤調整ストレッチ

からだポカポカストレッチ

各1分！

ヘリコプターストレッチ

足上げガッツポーズストレッチ

おじぎストレッチ

ちょっとした
空き時間に

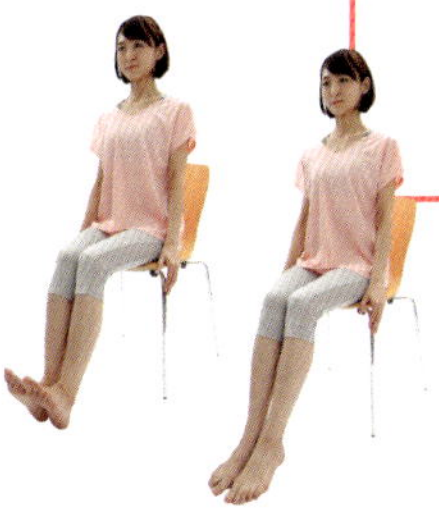

＋プラス

足首やわらかストレッチ

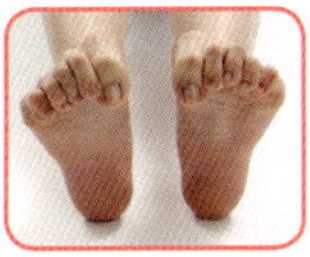

血管収縮型
冷え症の人は

＋プラス

足指じゃんけん

足指体操

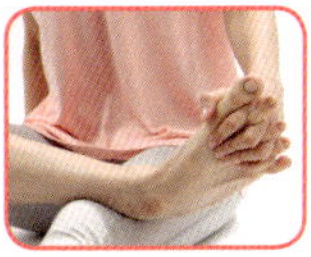

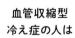

＊ストレッチは、食後すぐを避ければ、１日の時間帯でいつ行なっても、また何回行なってもかまいません。

骨盤の歪みを整えて血行をよくする

# 骨盤調整
# タオルストレッチ

骨盤の歪みは血行不良を引き起こし、体幹部分の筋力の低下にもつながります。歪みを放っておくと、冷え症だけでなく、腰痛、肩こり、内臓機能の低下、生理不順、ぽっこりお腹など、さまざまなトラブルの原因に。このストレッチで歪んだ骨盤をリセットしましょう。

ベッドの上はやわらかすぎるのでNG。床か畳、ヨガマットなどの上で行ないましょう

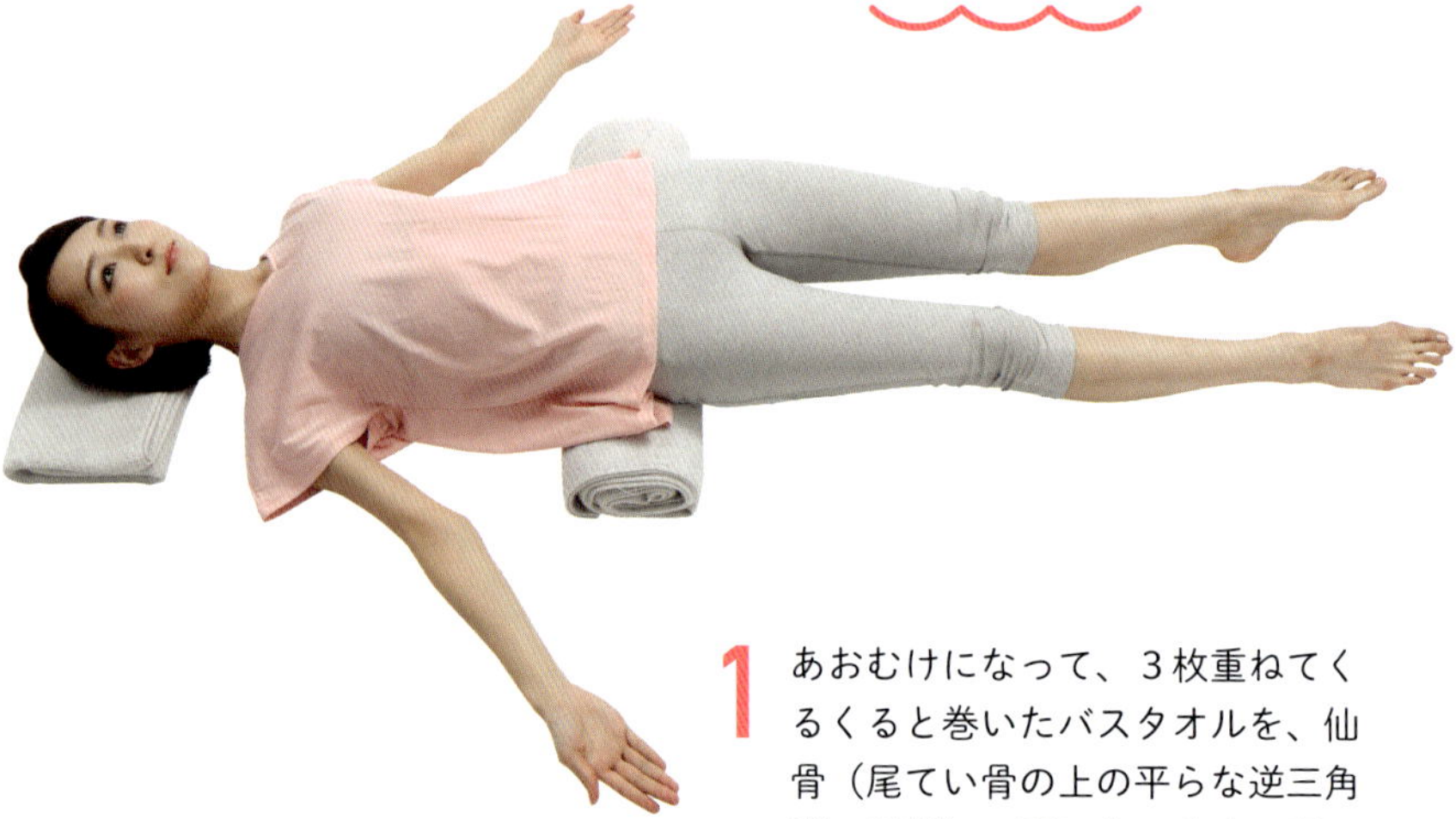

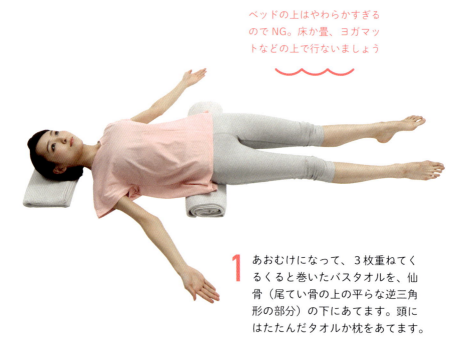

1 あおむけになって、3枚重ねてくるくると巻いたバスタオルを、仙骨（尾てい骨の上の平らな逆三角形の部分）の下にあてます。頭にはたたんだタオルか枕をあてます。

重ねて丸めたバスタオルが、体に合わせて程よく沈むので、無理せず行なうことができます

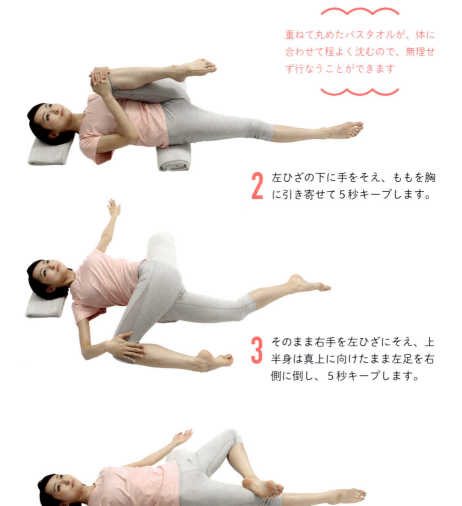

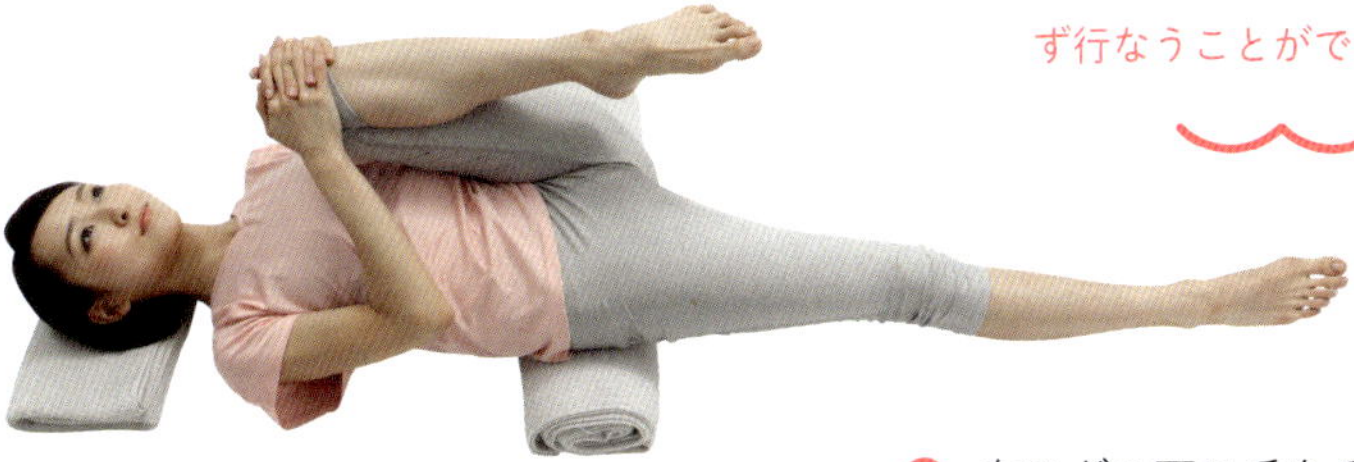

2 左ひざの下に手をそえ、ももを胸に引き寄せて５秒キープします。

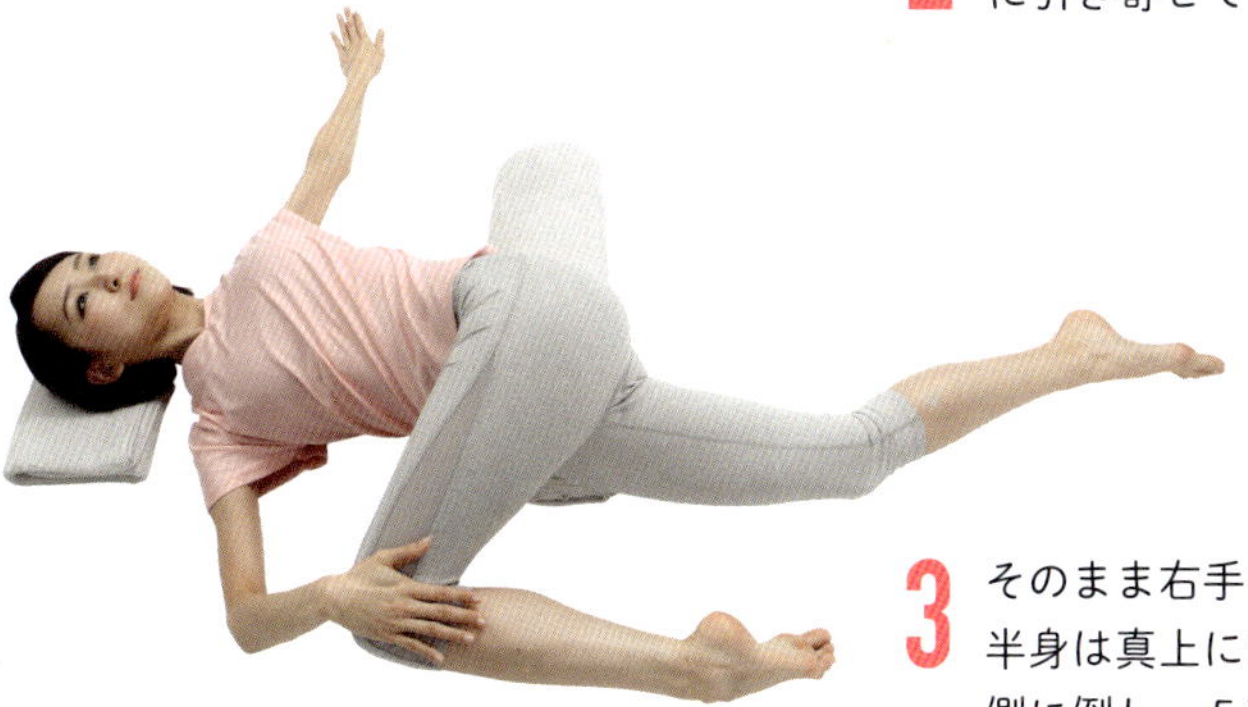

3 そのまま右手を左ひざにそえ、上半身は真上に向けたまま左足を右側に倒し、５秒キープします。

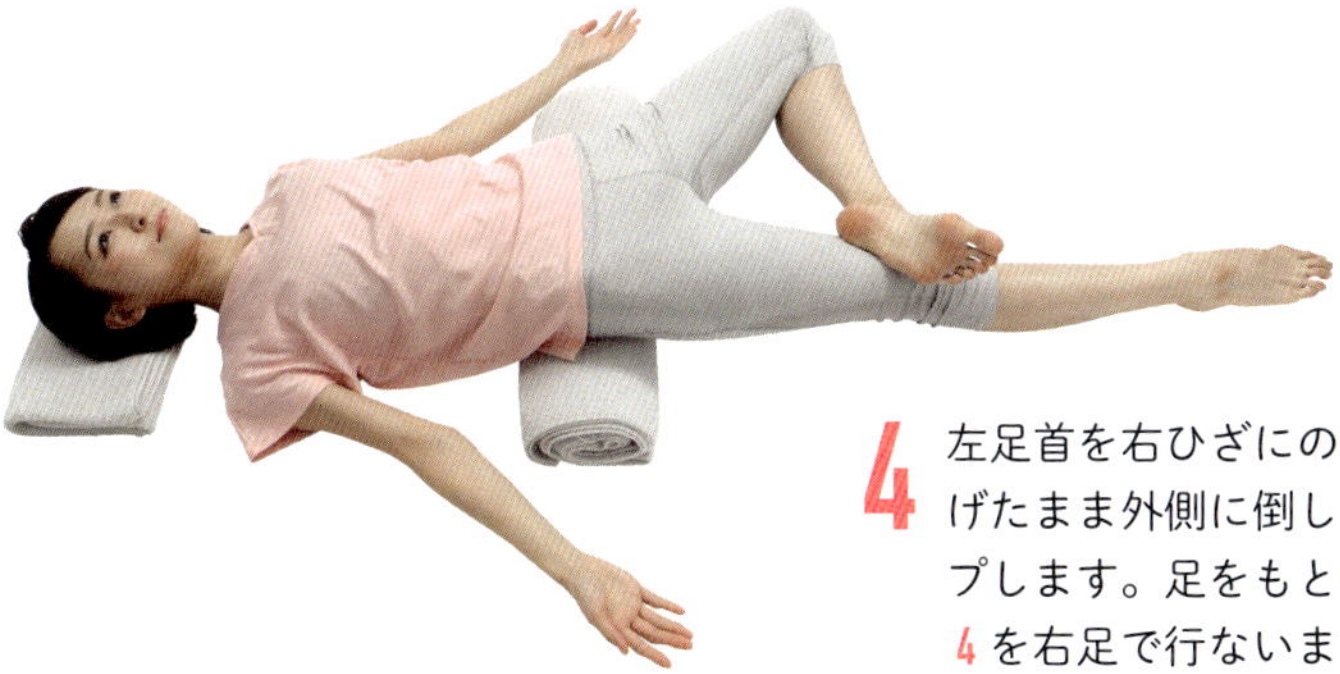

4 左足首を右ひざにのせ、ひざを曲げたまま外側に倒して、５秒キープします。足をもとに戻し、2～4を右足で行ないます。

頭の位置が低いほど、負荷は強くなります。慣れてきたら枕なしにもチャレンジしてみましょう

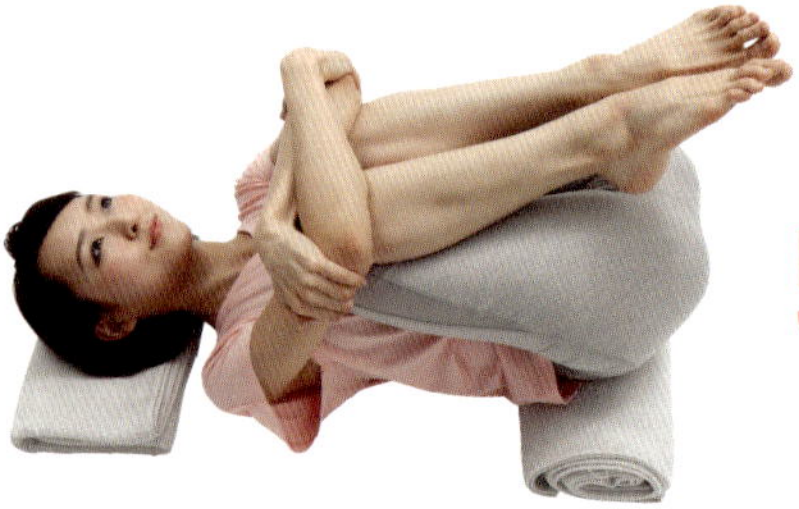

5 両足をそろえて胸に引き寄せ、5秒キープします。

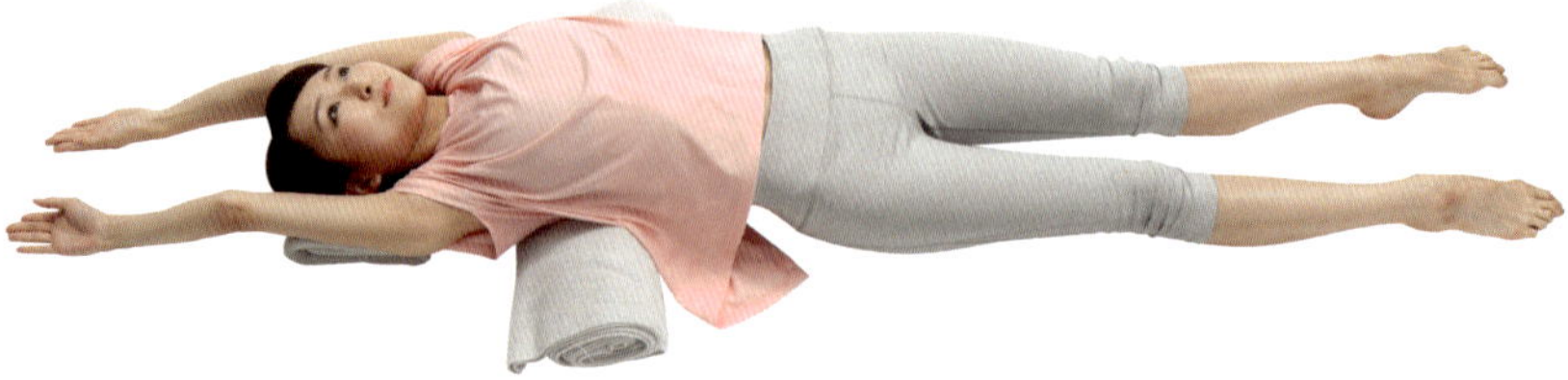

6 バスタオルを肩甲骨にあたる位置に移します。両手両足を思い切り伸ばして、5秒キープします。

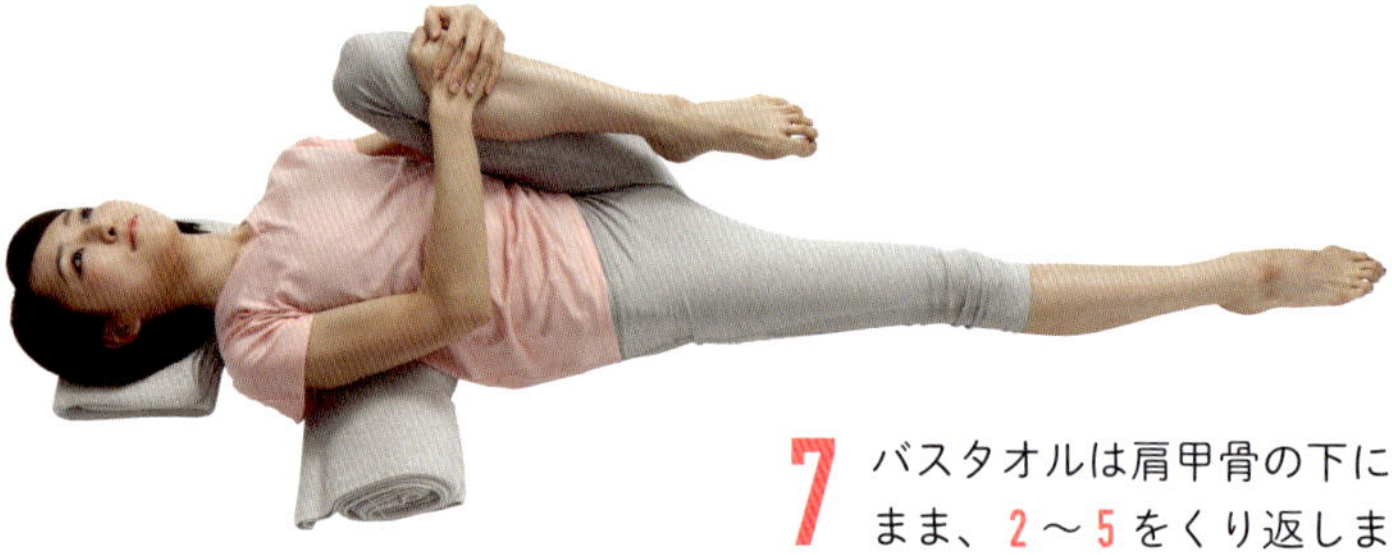

7 バスタオルは肩甲骨の下にあてたまま、2～5をくり返します。左ひざの下に手をそえ、ももを胸に引き寄せて5秒キープします。

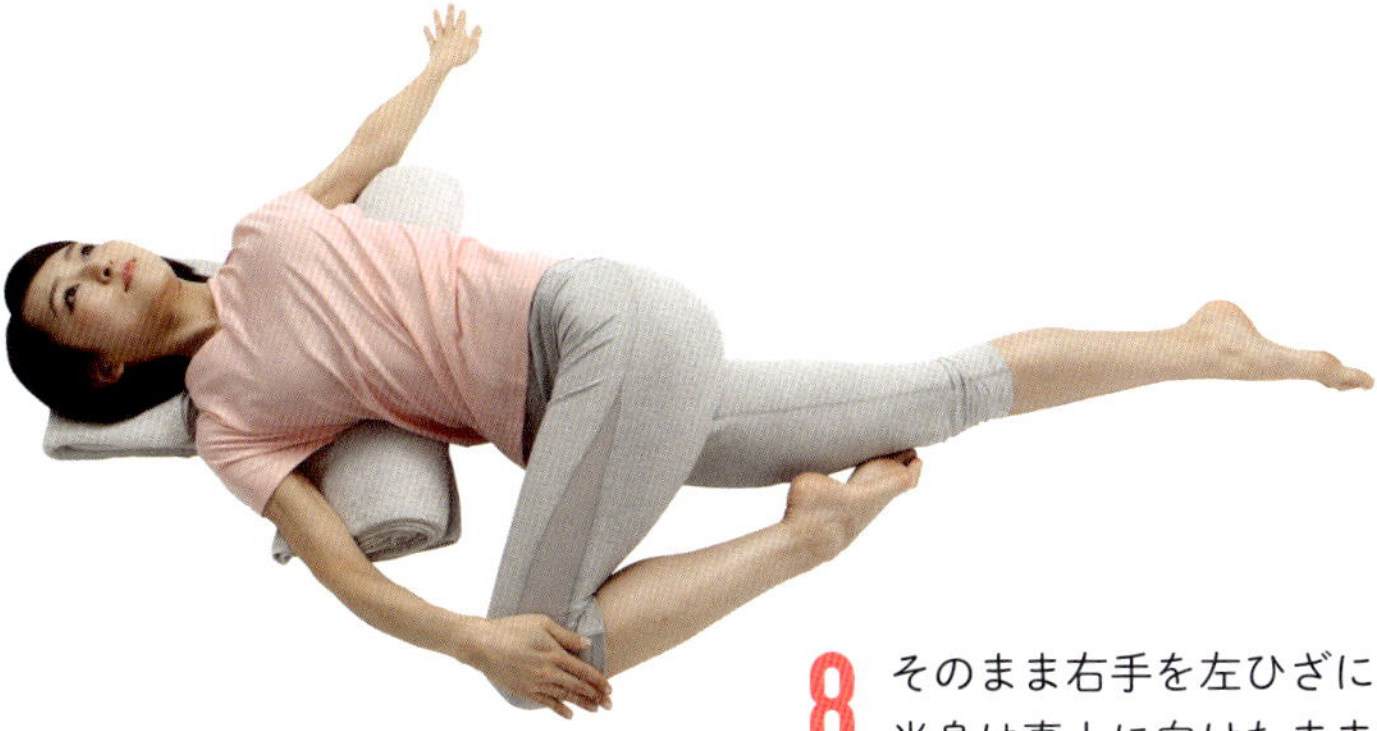

8 そのまま右手を左ひざにそえ、上半身は真上に向けたまま左足を右側に倒し、５秒キープします。

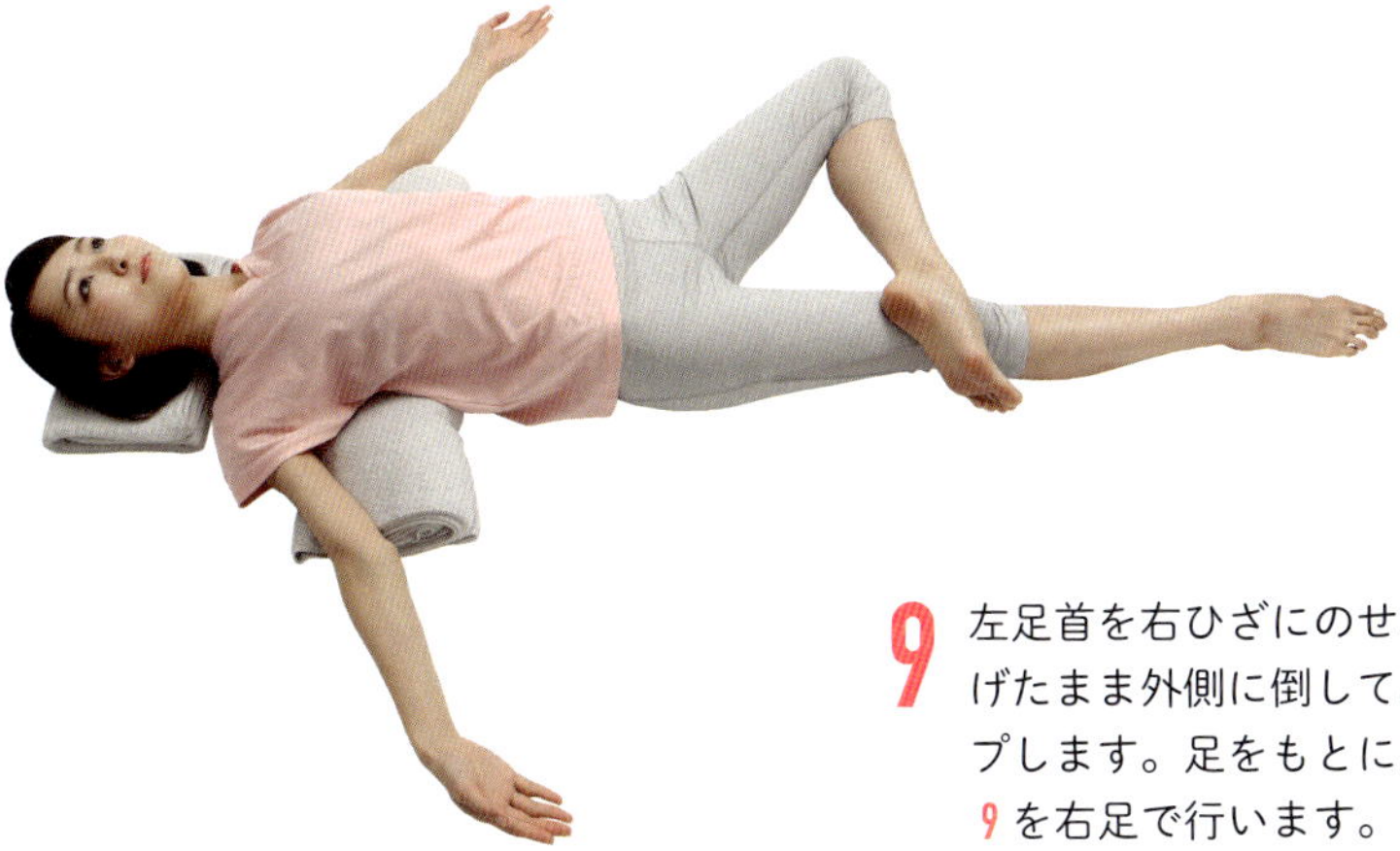

9 左足首を右ひざにのせ、ひざを曲げたまま外側に倒して、５秒キープします。足をもとに戻し、7～9を右足で行います。

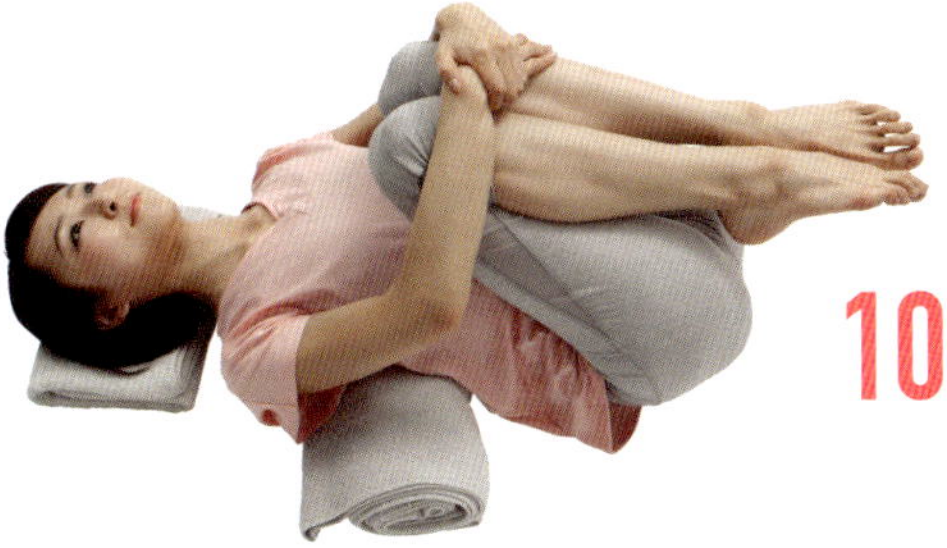

10 両足をそろえて胸に引き寄せ、５秒キープします。

からだポカポカストレッチ①

インナーマッスルを左右に動かす

# ヘリコプターストレッチ

お腹を中心に、からだを左右にねじるストレッチです。グルグル回るわけではありませんが、ヘリコプターの羽根をイメージして名付けました。ポイントは、限界までねじってキープすること。物足りない方は、回数を増やしたり、立って行なってみてください。

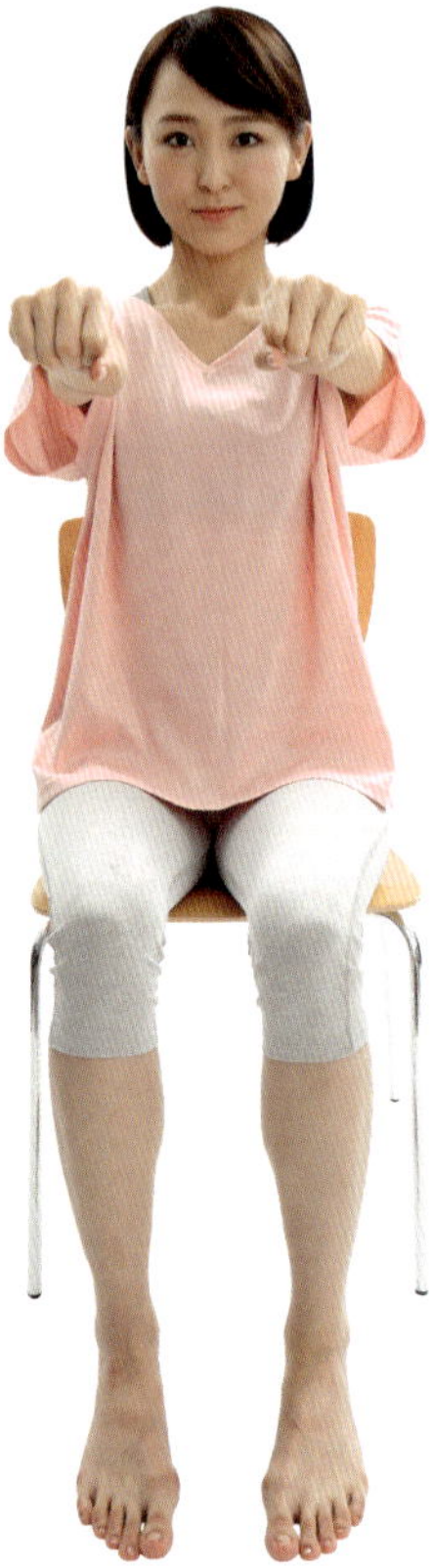

呼吸は止めずに
自然に行ないます

## 1

イスに座って背筋を伸ばします。両腕を伸ばして、肩の高さまで上げます。手は軽く握ります。

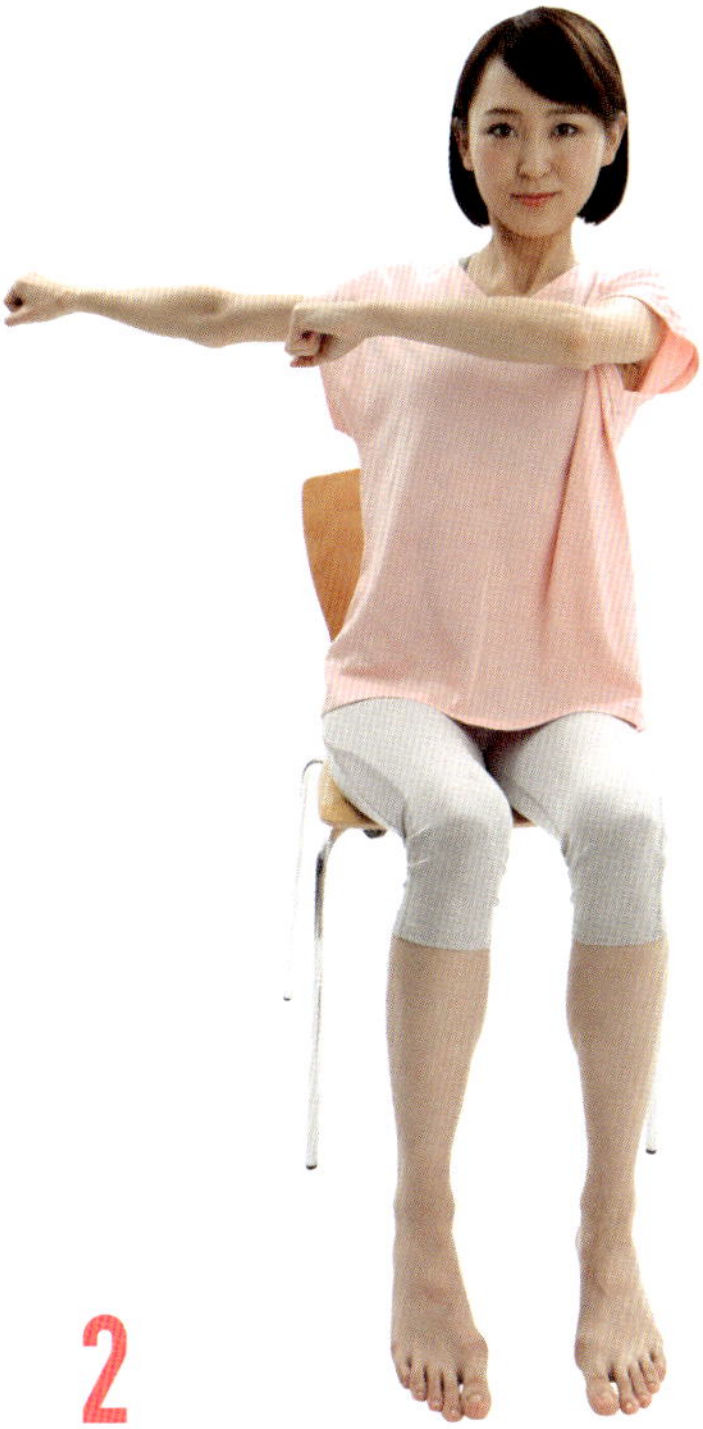

**2**

顔は正面を向いたまま、伸ばした両腕を右側に回してからだをねじります。限界までねじったら５秒キープ。

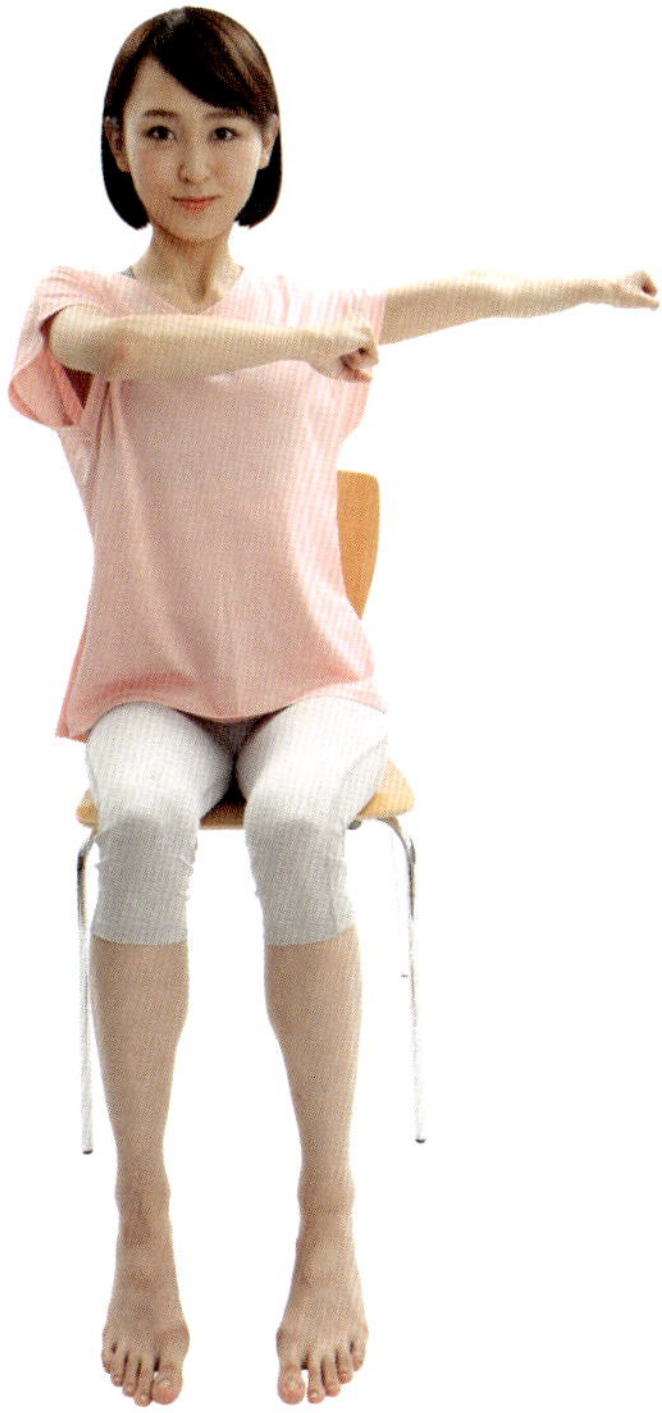

**3**

今度は左側にねじって５秒キープします。２～３を５回くり返します。

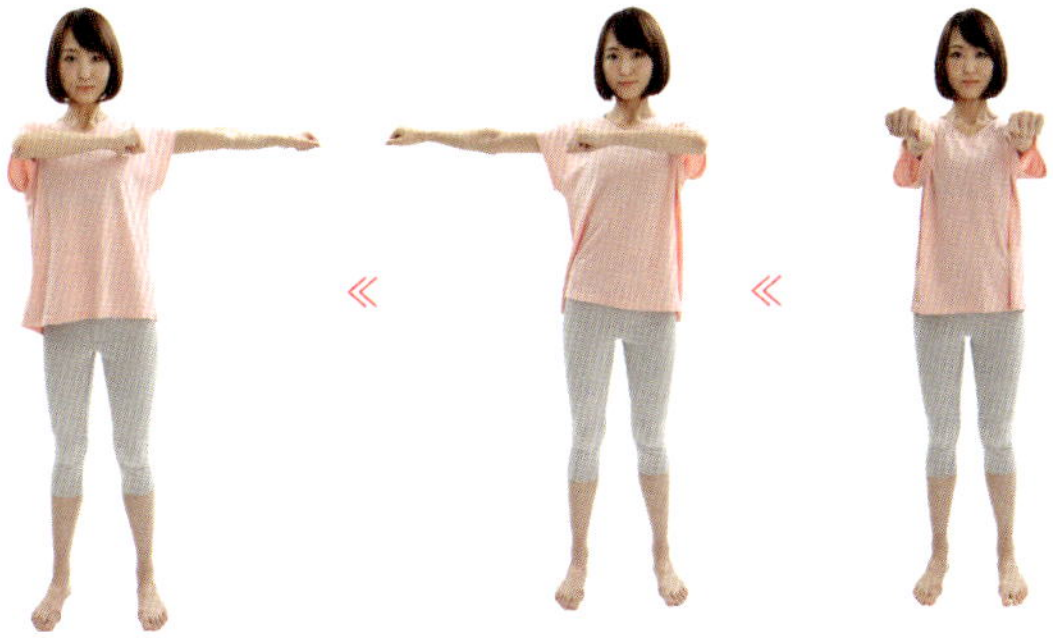

**立って行なう場合**

足は肩幅に開いて立ち、座って行なう場合と同じ要領で行ないます。

インナーマッスルを前後に動かす

# 足上げガッツポーズストレッチ

お腹を中心にからだを前後に動かして、インナーマッスルを動かします。立って行なうこともできますが、片足立ちになるため、はじめは無理をせずイスに座って行なうほうがよいでしょう。お腹の筋肉を意識して、リズミカルに動くのがポイントです。

片手ガッツポーズ
から始めます

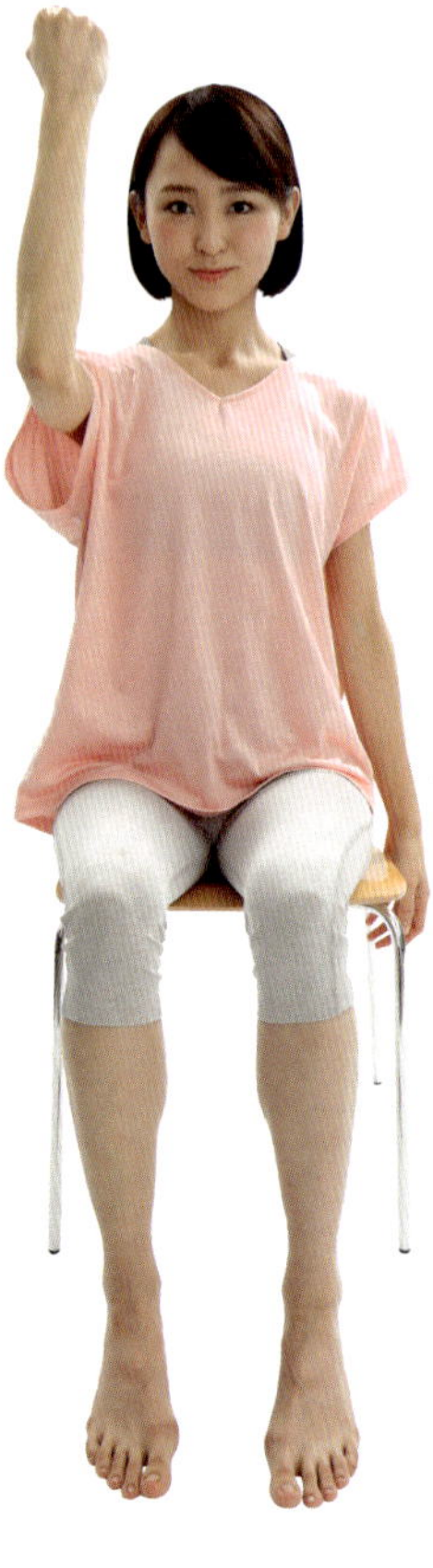

## 1

イスに座って背筋を伸ばします。
右ひじを曲げて顔の前に上げます。
手は軽く握りましょう。

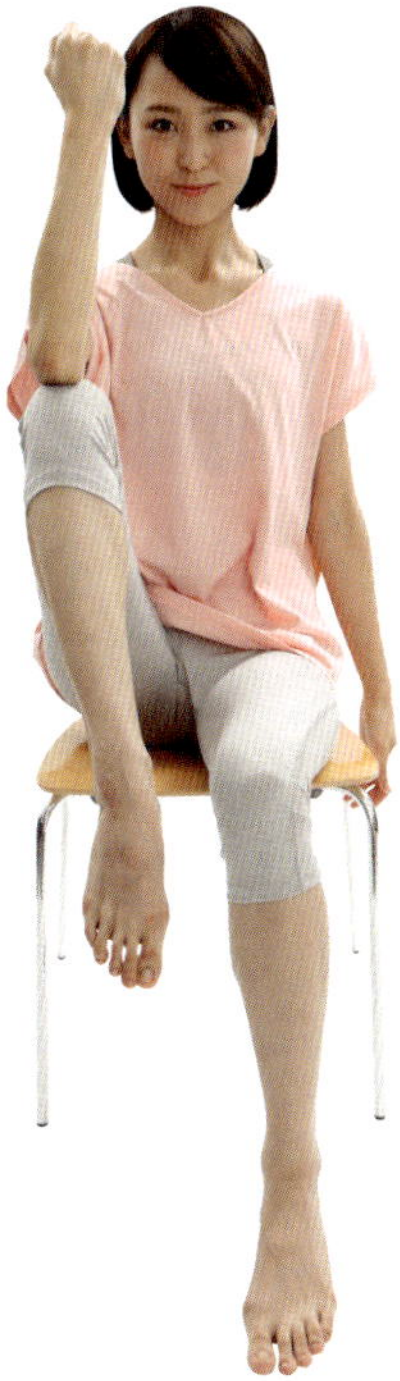

## 2

右ひじを下げ、同時に右足を上げて、ひじとひざを軽くくっつけ、離します。これを10回、くり返します。難しければ、ひじとひざはくっつけなくても OK。左側も同じように10回行ないます。

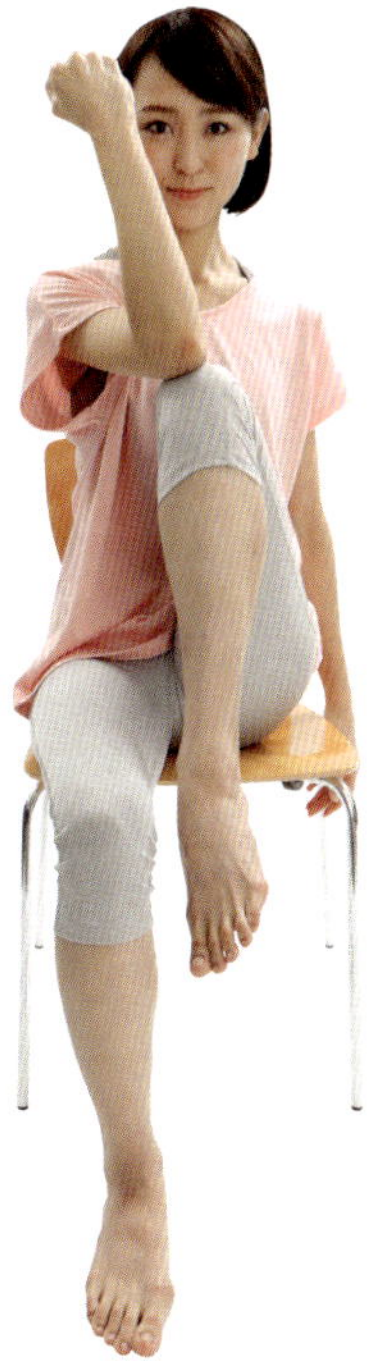

## 3

これに加えて、余裕のある人は、右ひじと左ひざ、左ひじと右ひざを、それぞれ10回ずつくっつけましょう。

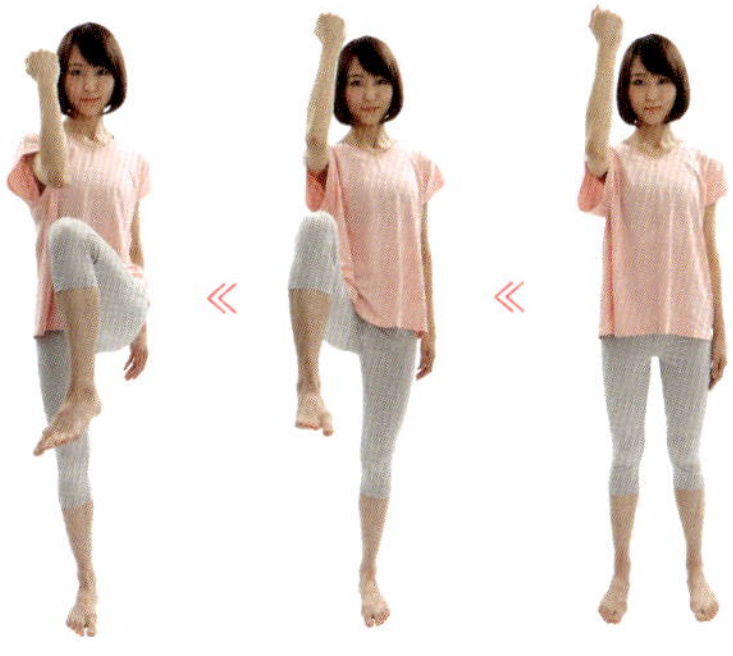

### 立って行なう場合

足は肩幅に開いて立ち、座って行なう場合と同じ要領で行ないます。ふらついてしまう場合は、壁や棚などに手をついて行なってください。3番目の、立って反対側のひじとひざをつける動きは、上級者向けです。

からだポカポカストレッチ③

お腹にたまっている血液を流す

# おじぎ ストレッチ

深いおじぎのストレッチでお腹を刺激することで、お腹周辺に滞ってたまっている血液を流します。このストレッチを10日間続けただけで、内臓温度が0.6℃アップした人も！　立って行なう場合はより強くお腹が刺激されますので、効果はさらに高くなります。

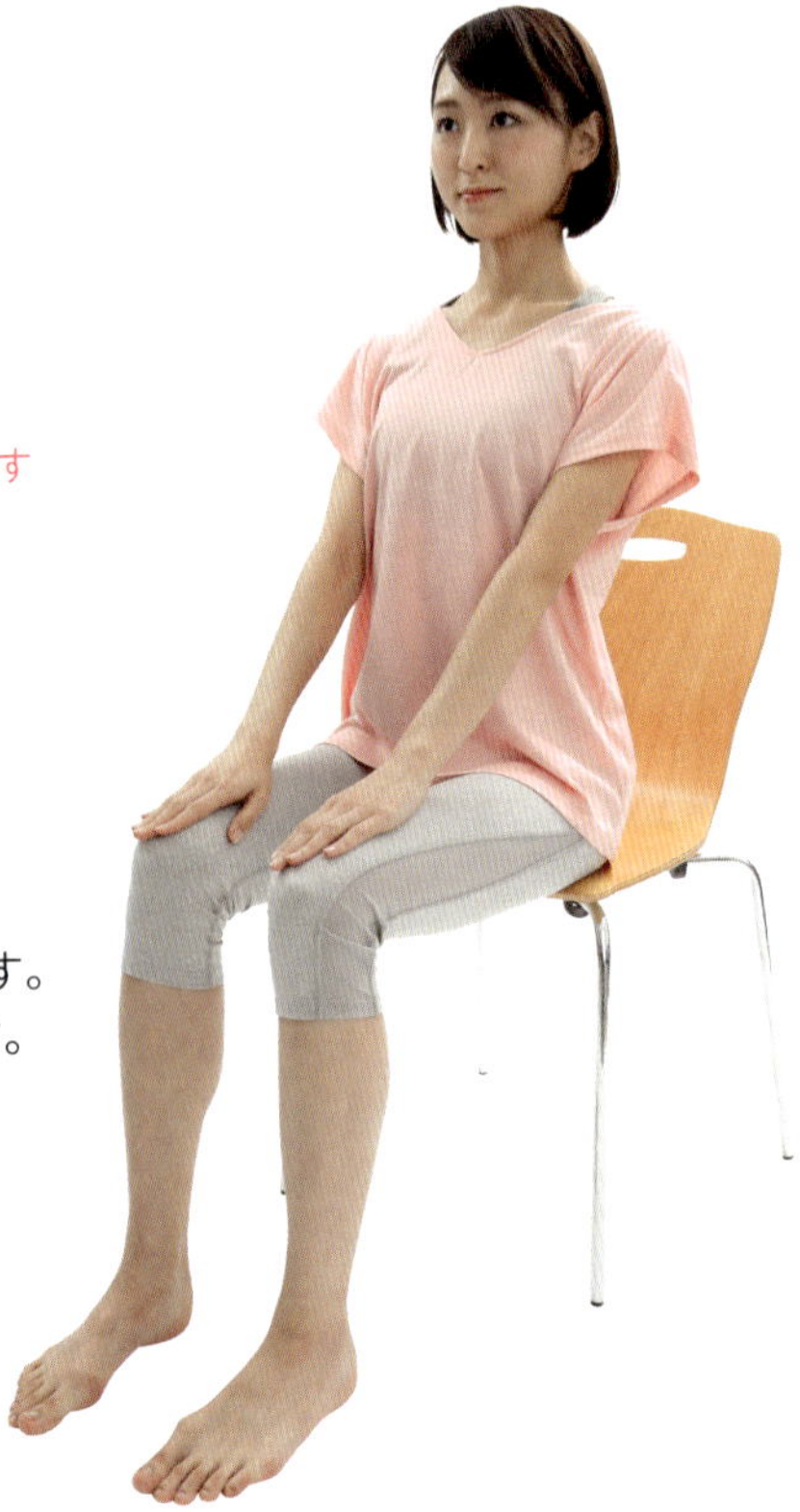

少し浅めに腰かけたほうが、やりやすいです

## 1

イスに座って背筋を伸ばします。両手はももの上に軽く置きます。

## 2

両手を伸ばしたまま、ももの上からひざ、すねへと滑らせるように移動させ、お腹に意識を向けながらゆっくりと上体を前に倒します。

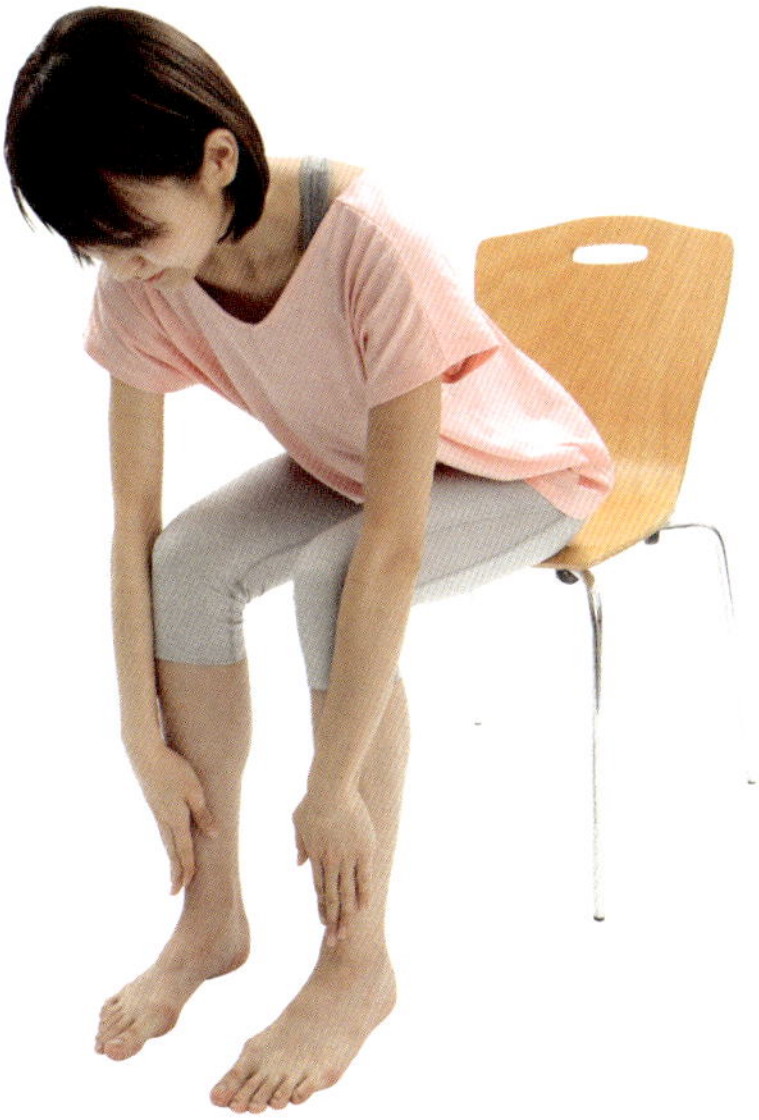

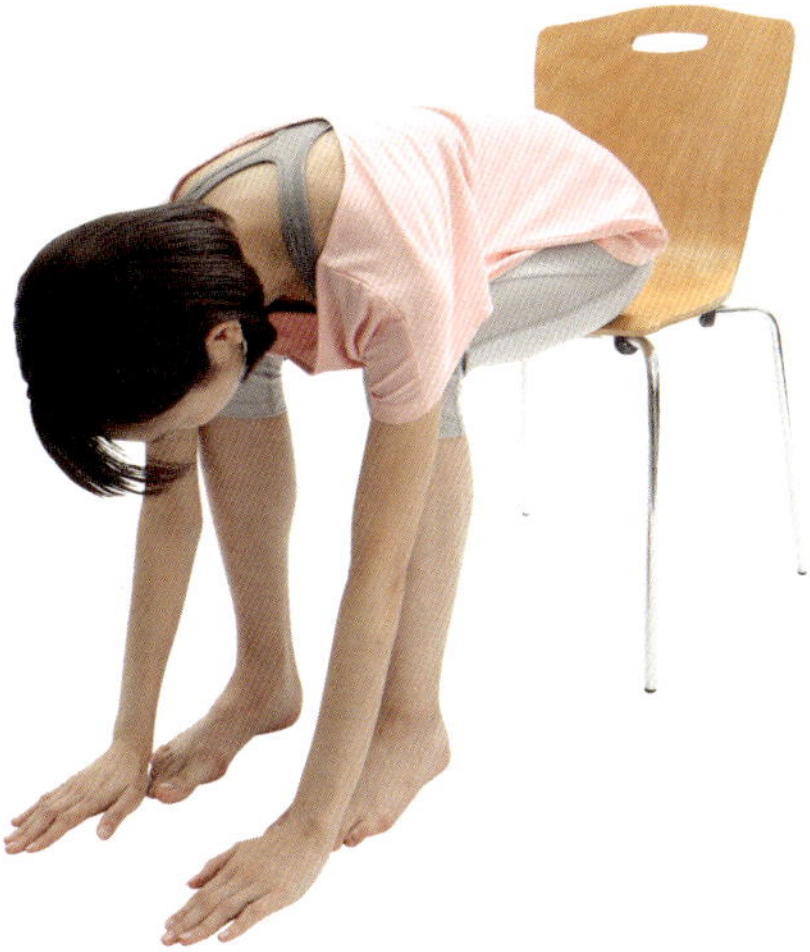

## 3

限界まで倒したらもとに戻ります。これを20回行ないます

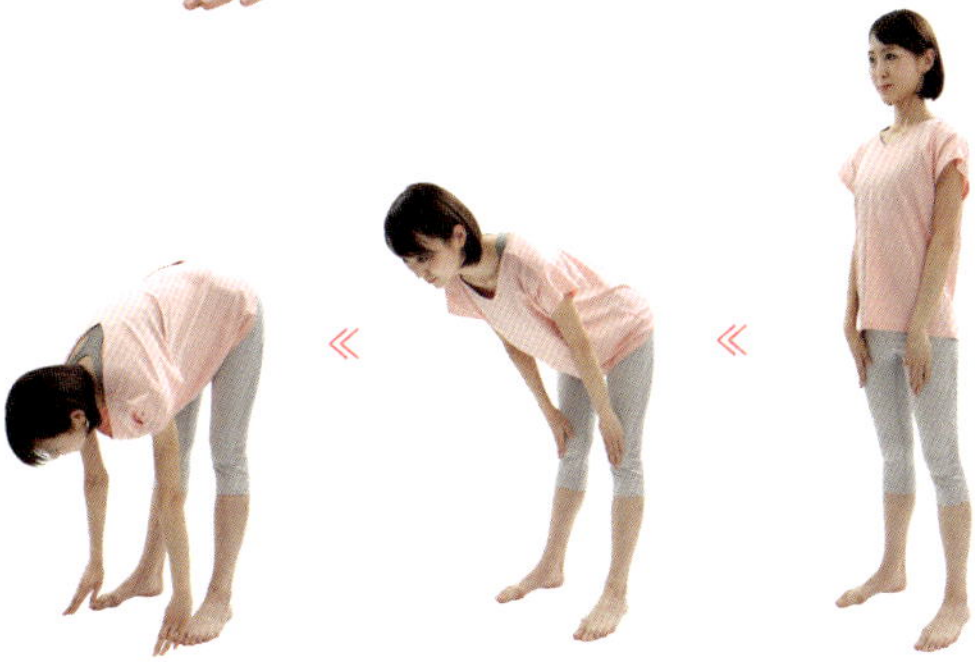

### 立って行なう場合

足は肩幅に開いて立ち、座って行なう場合と同じ要領で行ないます。

ふくらはぎを刺激して血流を上げる

# 足首やわらか ストレッチ

冷え症の人は足首が硬くなっています。足首をやわらかくして、ふくらはぎを刺激し、「第二の心臓」と呼ばれるふくらはぎのポンプ作用を働かせて血流を上げましょう。テレビを見ながら、また仕事中など、気がついたときにいつでも行なってください。床に座ってもできます。

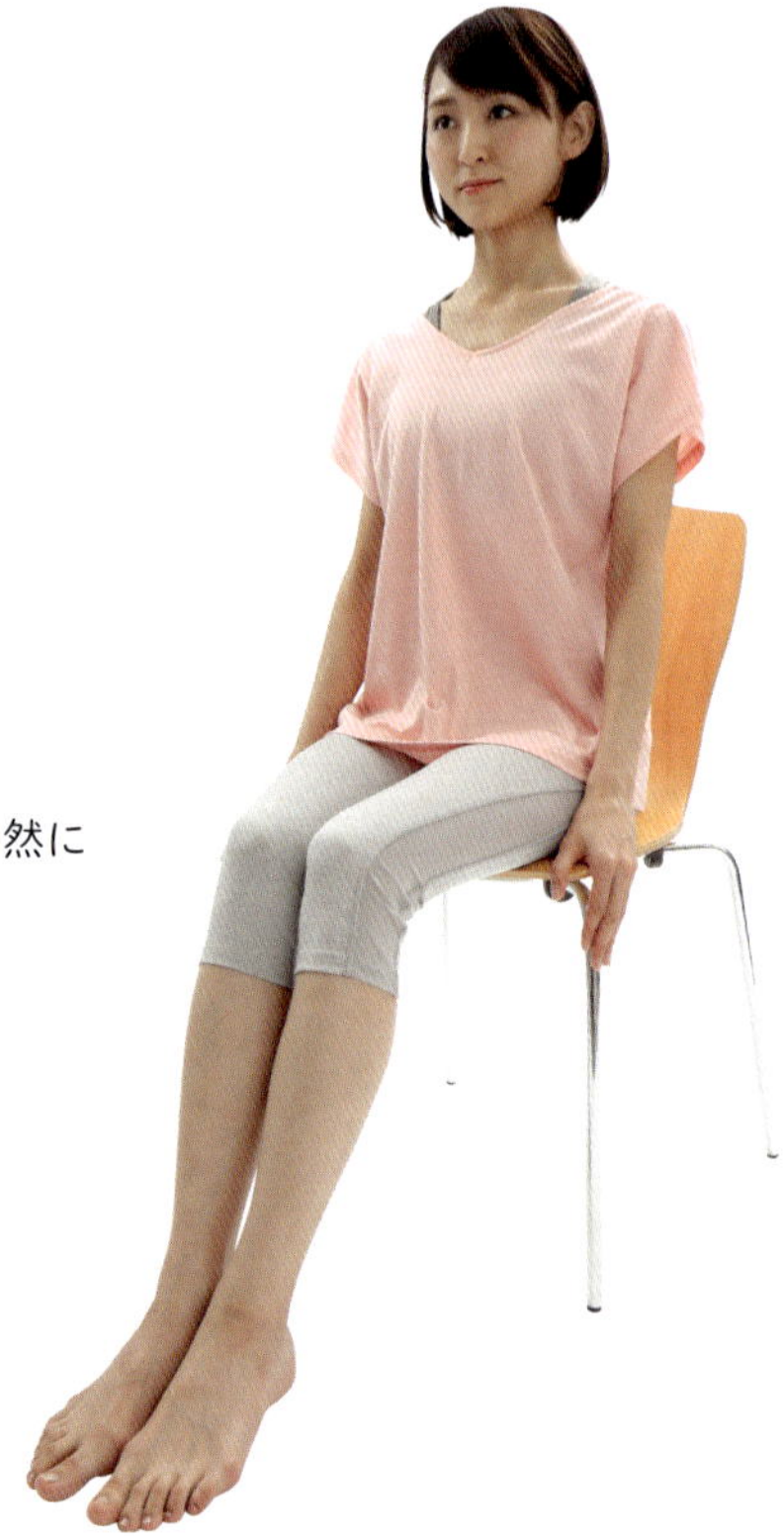

1

イスに座って両足を自然に伸ばします。

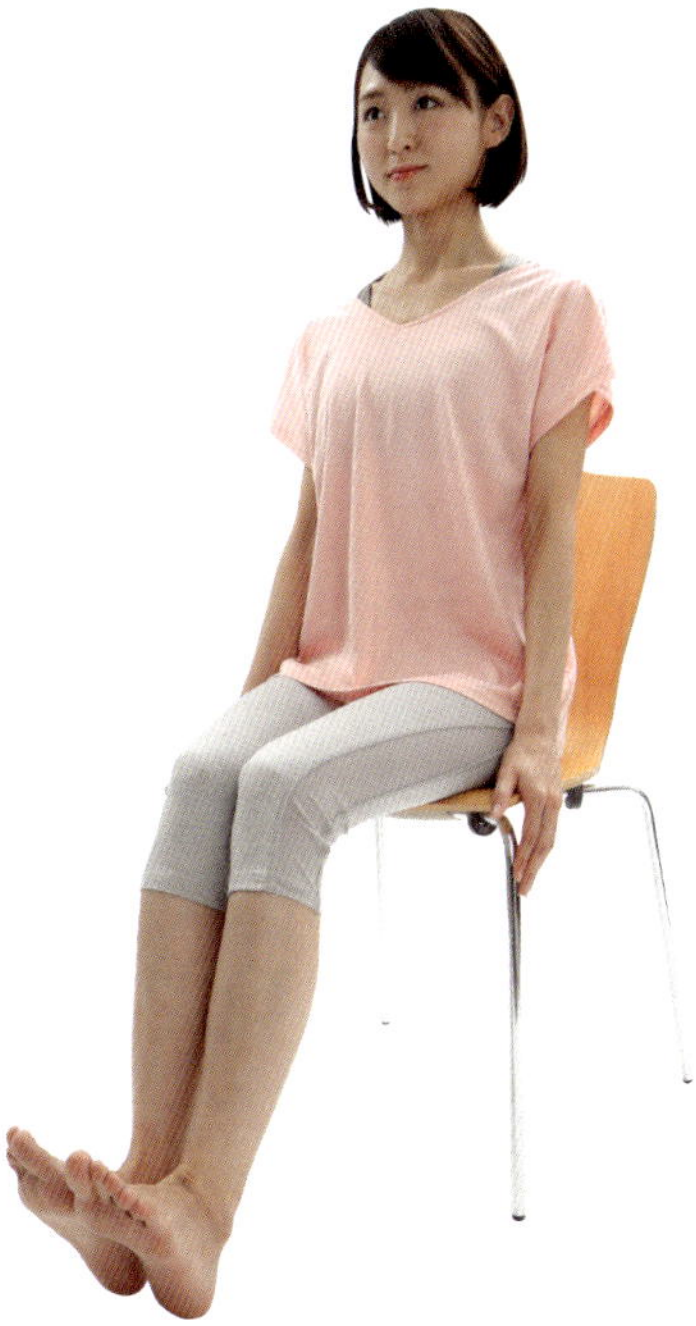

## 2

つま先を引き寄せるイメージで、両足の足首を自分のほうに曲げます。

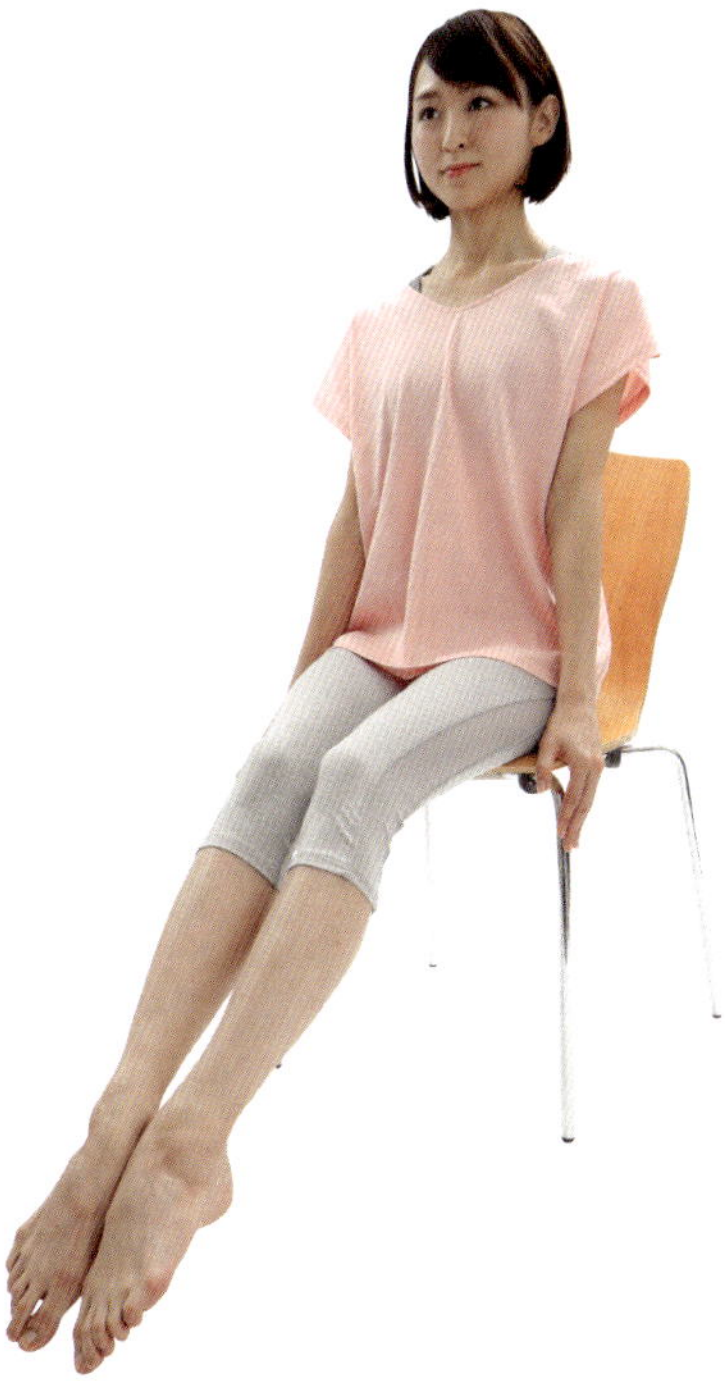

## 3

次に、足の裏を縮めるように指を曲げ、足首を伸ばしてつま先を向こう側に向けます。2～3を10～20回行ないます。

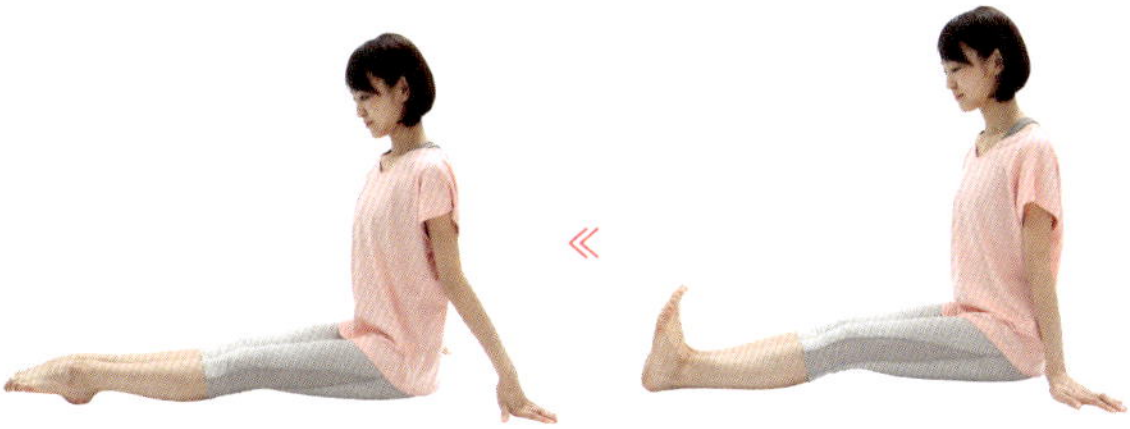

**床に座って行なう場合**

足をそろえて伸ばし、座って行なう場合と同じ要領で行ないます。

足先の血行をうながす

# 足指じゃんけん&足指体操

足先が冷える血管収縮型冷え症の人にとくにおすすめの、足先の血行をうながすストレッチです。足先の血行不良が改善されれば、からだ全体の冷えもよくなっていきます。

## 足指じゃんけん

「グー」「チョキ」「パー」で1回。これを両足いっしょに10回×3セット行ないます。両足いっしょが難しい人は、片足ずつやってみましょう。

グー

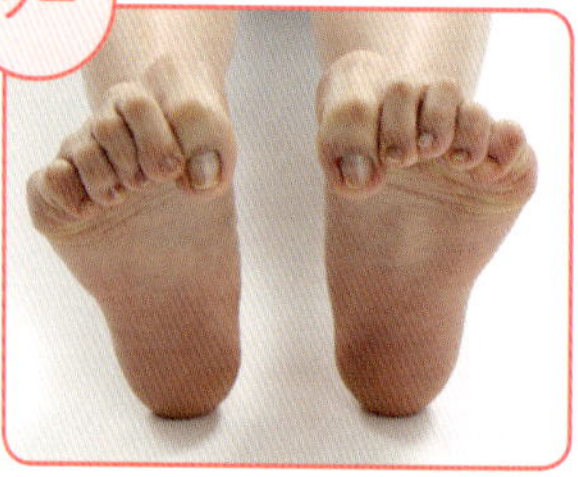

足指5本をすべて丸めます。

パー

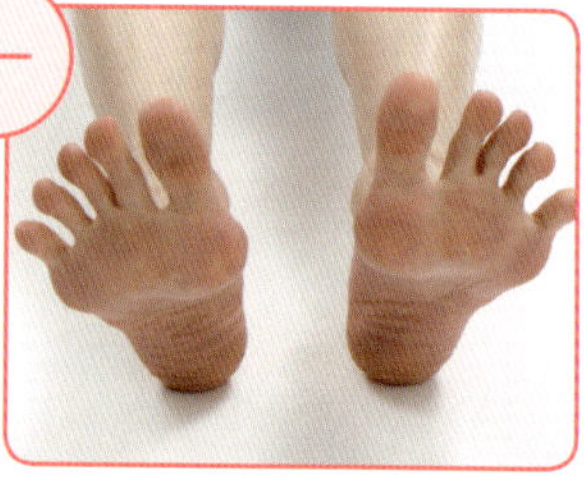

足の指をできるだけ広げます。

チョキ

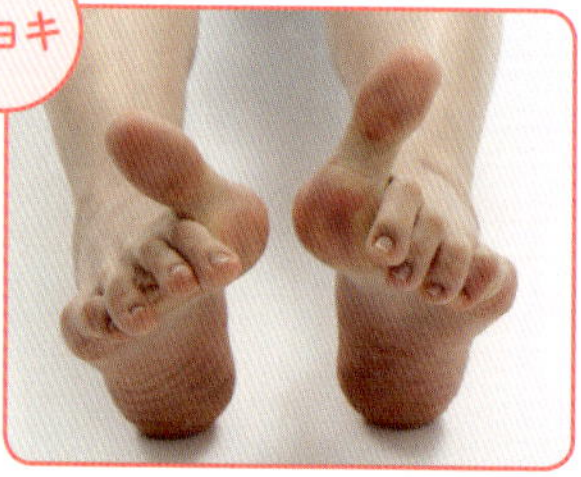

親指だけ立てて、残りの4本は丸めます。

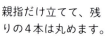

## 足指体操

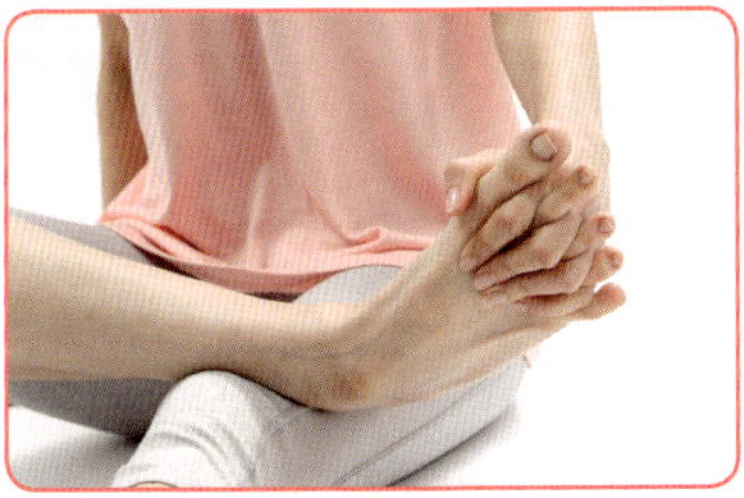

**1**

右足の指の間に左手の指をはさんで握り、5秒キープします。

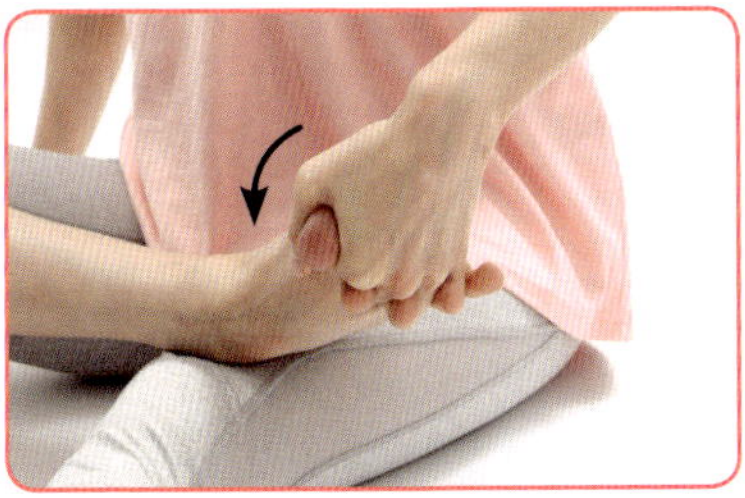

**2**

足指を向こう側に倒し、5秒キープします。

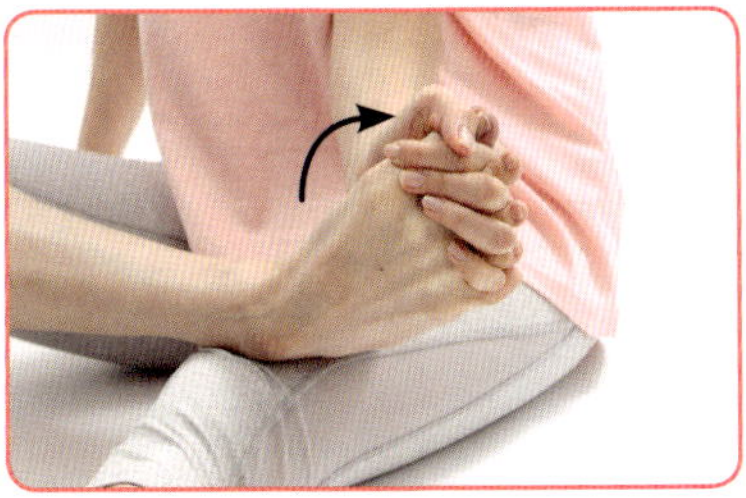

**3**

足指を手前側に倒し、5秒キープします。

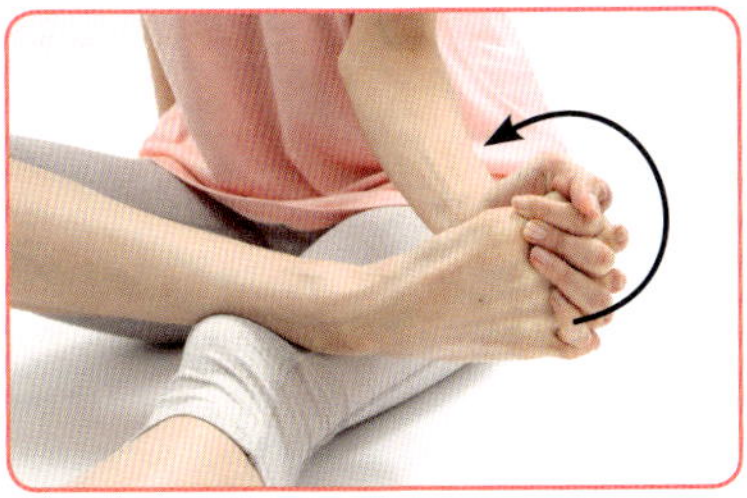

**4**

足指を3〜5回、回します。反対側の足も同じように行ないます。

体験談 2

# 冷え症が治り、卵巣嚢腫《のうしゅ》も2か月で改善しました

48歳 女性

私の冷え症は全身が冷え、冬は足の感覚がなくなるほどですし、夏は冷房の風にあたると鳥肌が立ち、悪寒がするといった状態でした。しかも、顔や足がむくみやすく、生理痛がひどかったので婦人科にいったところ、卵巣嚢腫が見つかり、基礎体温も低いとのことでした。

全国冷え症研究所で、そんな私の冷え症は「足先の温度は高いのにからだは冷えている血管拡張型の冷え症」と説明されました。

指導にしたがって、生活のなかでまず変えたのは身につけるものです。仕事柄、コンピュータの前に座っていることが多いので、電磁波を浴びつづけていました。ですから、静電気を帯電しないように天然素材にこだわり、下着はすべてシルクにしました。

パジャマもシルク、タイツもシルクにしました。シルクのタイツはやはり手触りがよく、普通のものよりずっと温かく感じられました。

毎日の料理では必ずしょうがを使うように。冷えに悪いというコーヒーは我慢して紅茶に切りかえ、しょうがを入れたジンジャーティーを楽しむことにしました。

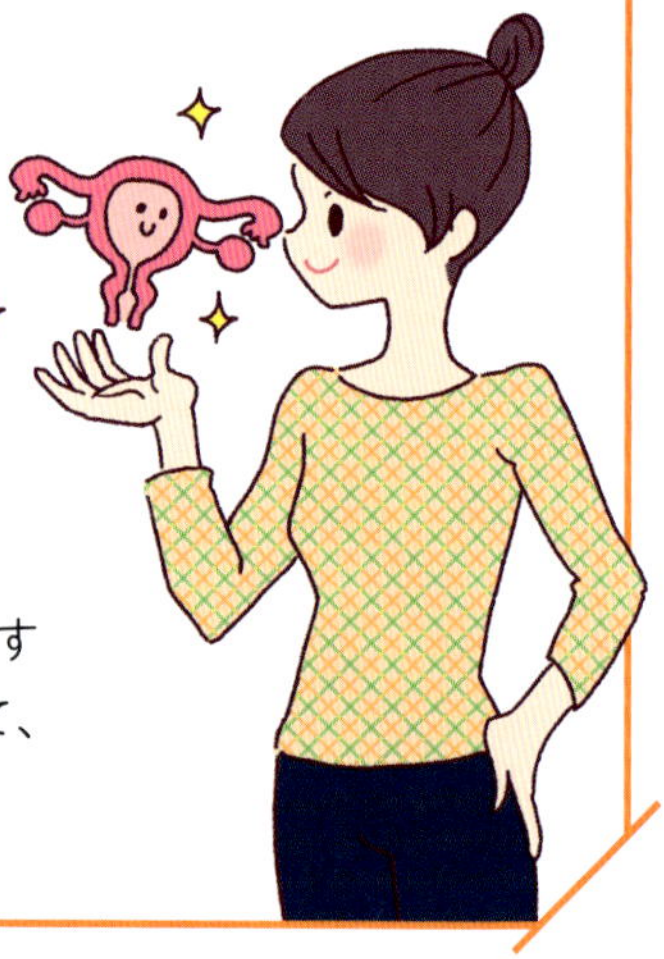

全国冷え症研究所でのマッサージも受け、2か月たった頃、計測していた腹部の温度が上がってきました。同時に、卵巣嚢腫が小さくなっているといううれしい検査結果も出ました。

冷え症は正しい対策をすれば、必ず改善するものです。からだのこりや固さもとれて、全身が楽になったと実感しています。

# 4

# 自分でできる冷え症対策〈食事編〉

# 壊れやすい毛細血管を強くしてくれる香辛料「ヒハツ」

**からだを温めてくれるすぐれたスパイスに「ヒハツ」があります。**

「ナガコショウ」「ロングペッパー」とも呼ばれるコショウに近いスパイスで、辛さや刺激はコショウに似ていますが、シナモンや八角、フェンネルのような甘い香りと清涼感もあわせもった独特の風味があります。日本では沖縄県で栽培され、「ヒバーチ」という商品名でも販売されています。

ピペリン、ピペルロングミン、チャビシンといった成分が含まれ、冷え症のむくみの抑制・予防、毛細血管の増加、新陳代謝の増加、健胃作用、高血圧の改善などの効果があるといわれています。

なかでも、注目は「ピペリン」。**壊れやすい毛細血管を丈夫に強くしてくれる作用があります。全身の毛細血管が強く丈夫になることで、血液が流れやすく、からだのすみずみまで届きやすくなり、血行不良による冷えを解消する効果**があるのです。

冷え症の多くは血管が収縮して末端まで温かい血液が運ばれにくいことが原因ですので、血行をうながしてくれるヒハツには即効性があります。また、脂肪燃焼などの代謝アップにも効果がありますので、ダイエットの期待もできます。

ヒハツをとると、５分〜10分くらいで下腹部や胃のあたりに温かさを感じ、やがて指の先の部分も温かくなってきます。

摂取の目安は１日に１g。使い方は基本的にコショウと同じで、コショウを使うレシピであれば、何にでも使うことができます。おすすめのレシピをいくつか上げましたので参考にしてみてください。

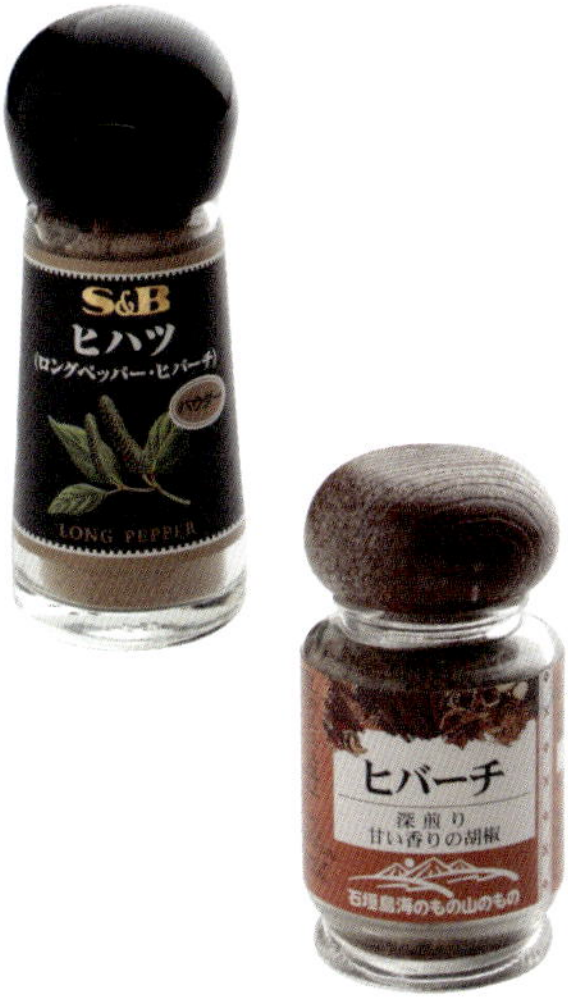


写真上は「ヒハツ」（エスビー食品）。下はインドネシア産と沖縄県産をブレンド・焙煎した「ヒバーチ」（石垣島 海のもの山のもの）。

からだポカポカ！

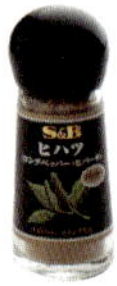


# ヒハツレシピ

お湯で割ったり紅茶に加えたり

## ヒハツのりんごシロップ

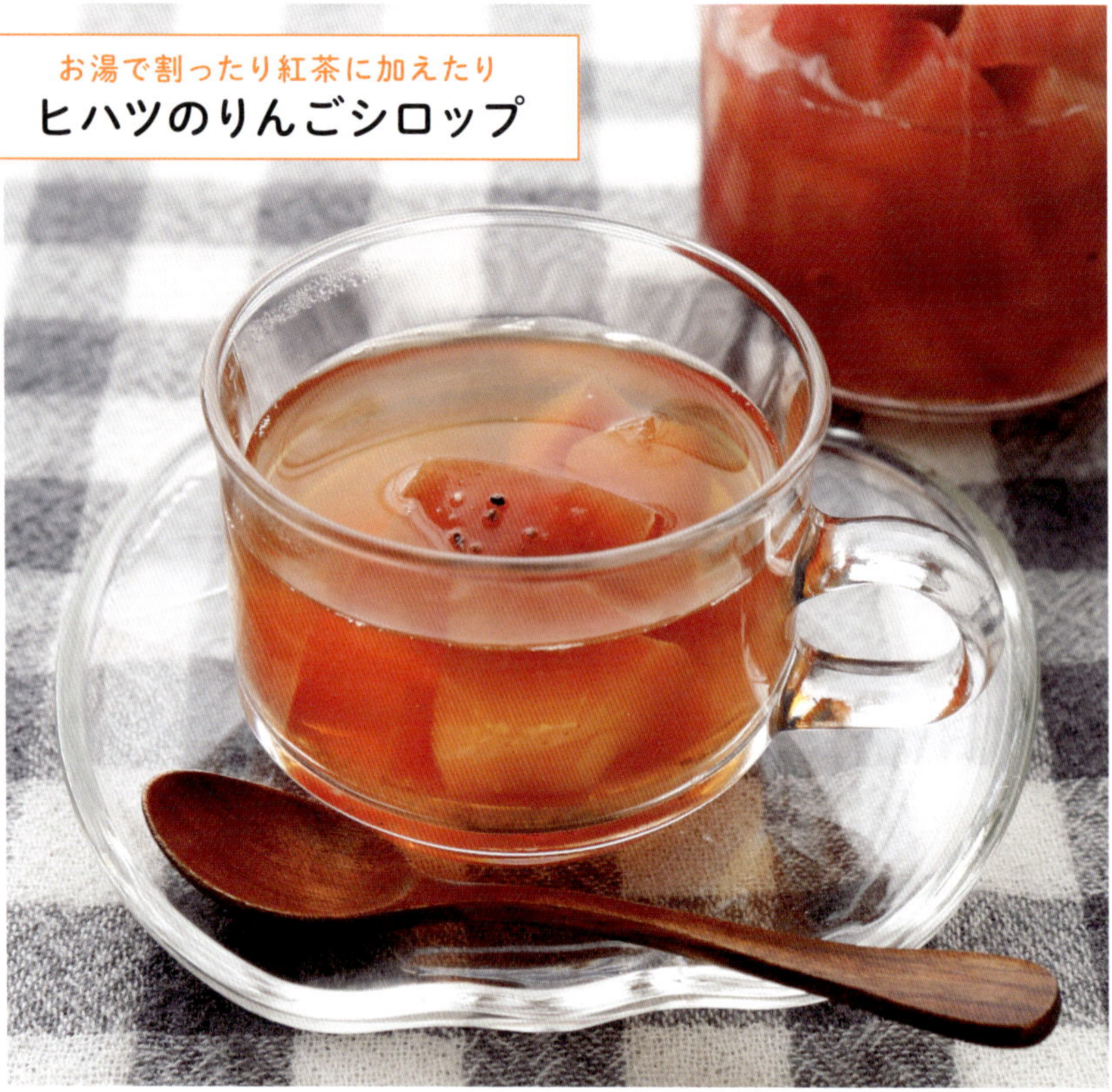

**材料**（作りやすい量）

りんご（紅玉かジョナゴールド）…2個
ヒハツ…小さじ1
しょうが（すりおろし）…1かけ（20g）
グラニュー糖（なければ白砂糖）…40g
白ワイン…1カップ
はちみつ…大さじ2
レモン汁…大さじ1

**作り方**

1 りんごはよく洗い、一口大に切る。
2 鍋にりんご以外の材料を入れて火にかけ、沸騰したら火を止める。
3 りんごを加えて再度火にかけ、20分中火で煮る。
4 冷めたら熱湯消毒した保存瓶に入れ、冷蔵庫で保管する。

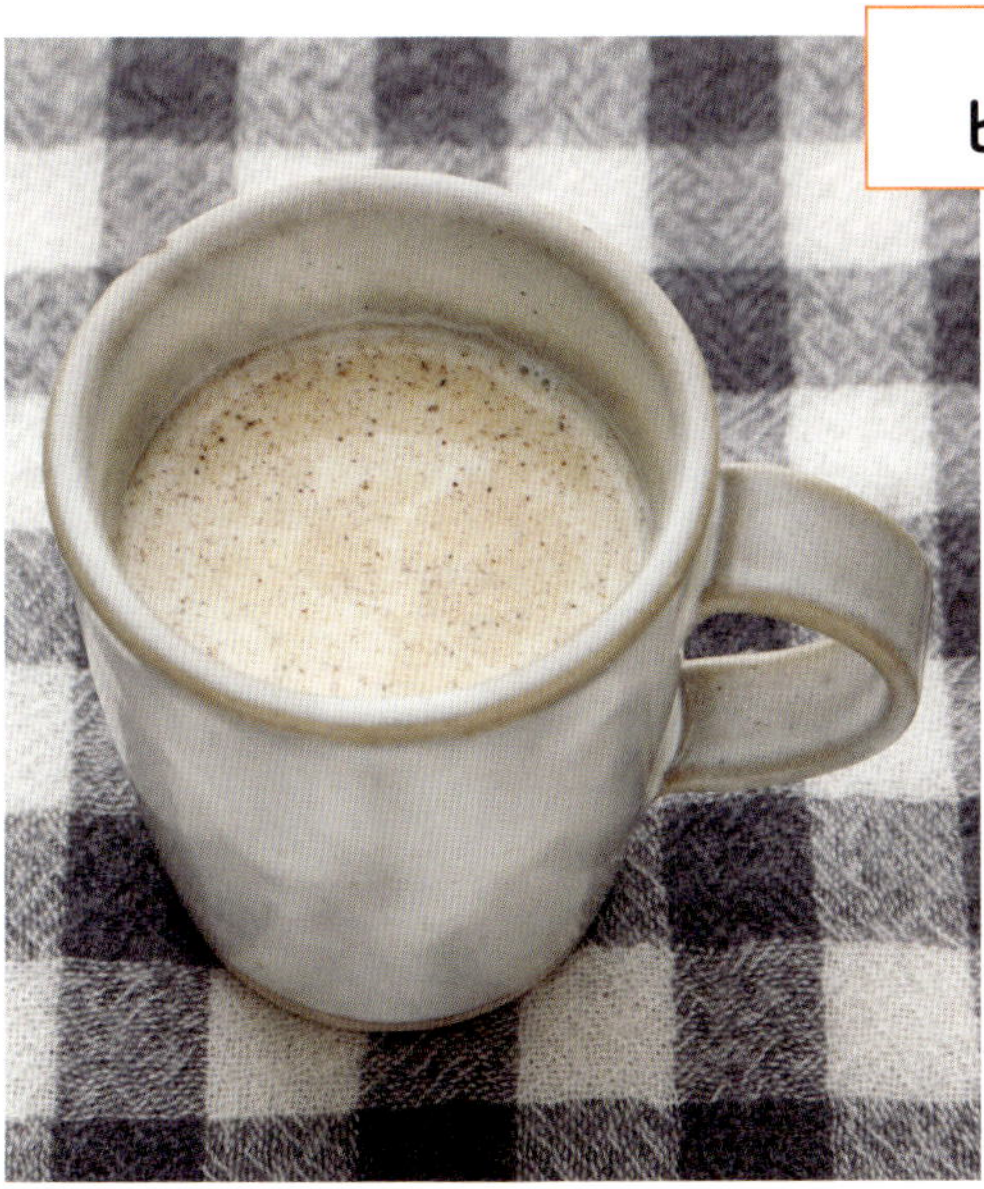

ヒハツとミルクは相性抜群！
## ヒハツ入りホットミルク

**材料**（1人分）

牛乳…200ml
ヒハツ…10振りくらい
はちみつ（またはメープルシロップ）…好みの量

**作り方**

温めた牛乳に、はちみつとヒハツを加えて混ぜる。

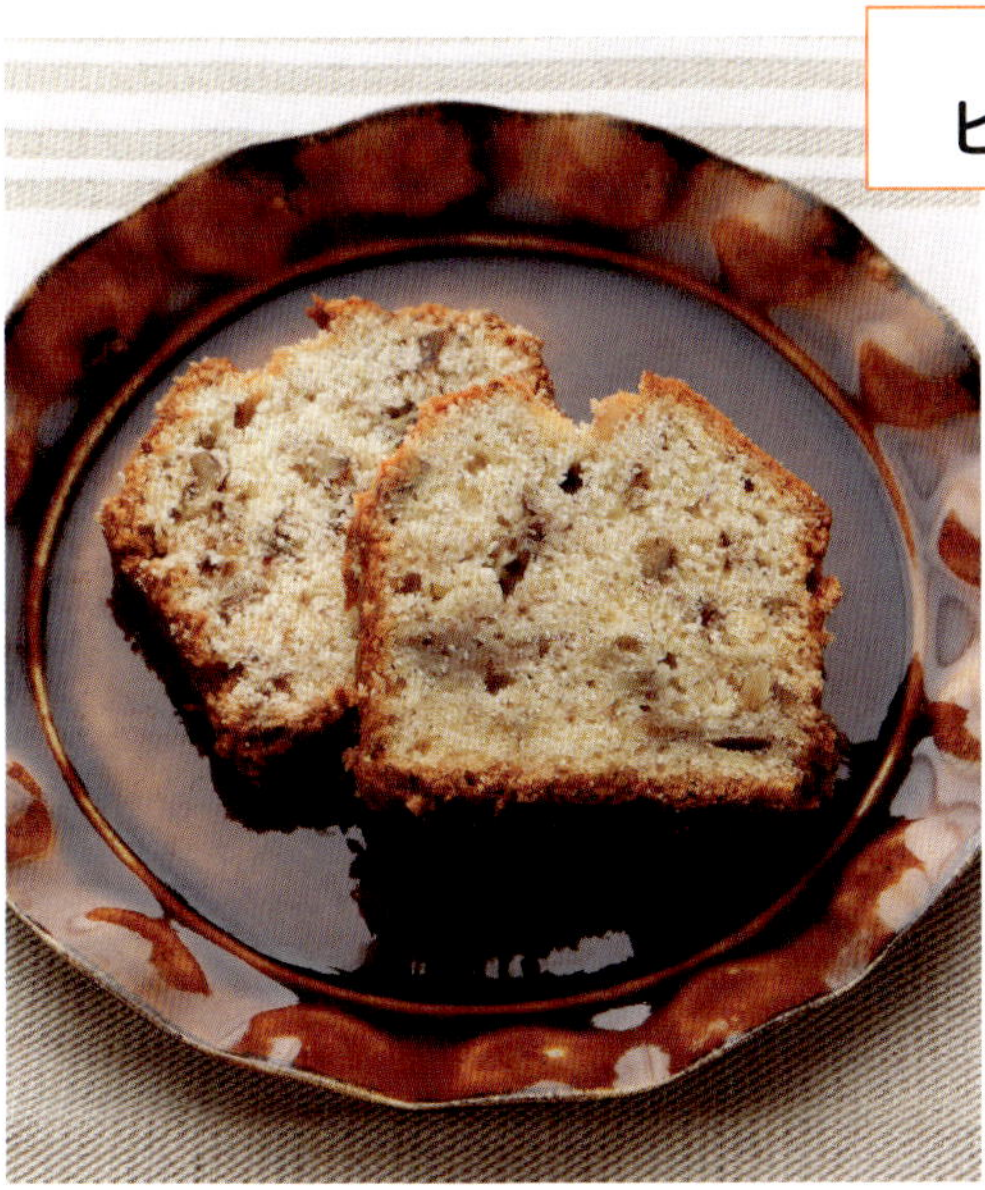

ヒハツはスイーツにもいける！
## ヒハツ入りバナナケーキ

**材料**（18cm パウンド型）

バター…80g
砂糖…60g
卵…1個
薄力粉…120g
バナナ…2本
クルミ…50g
ヒハツ…小さじ1
ベーキングパウダー…小さじ1

**作り方**

1 室温に戻したバターに砂糖を加え、しっかり混ぜる。溶いた卵を少しずつ加えてさらに混ぜる。
2 粉類をふるって加え、さっくり混ぜる。ヒハツを加え、バナナはつぶしながら、クルミは粗く砕いて混ぜる。
3 型に流して予熱したオーブンに入れ、170℃で40分焼く。

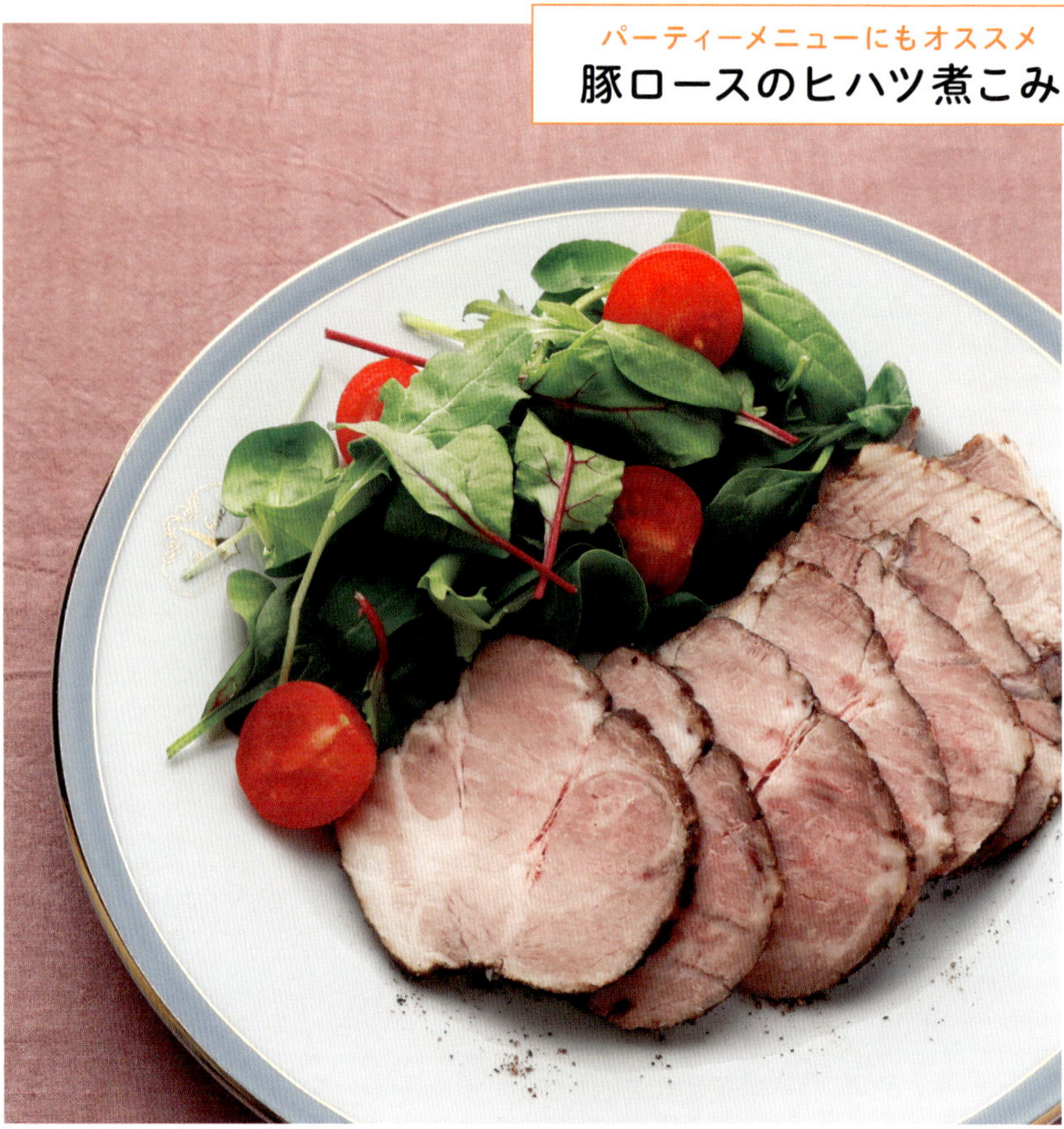

パーティーメニューにもオススメ
# 豚ロースのヒハツ煮こみ

### 材料（作りやすい量）

肩ロース（ブロック）…500g
ヒハツ…小さじ1
塩……小さじ1/2
☆ブイヨン…400cc
　赤ワイン…100cc
　ウスターソース…100cc
　砂糖…大さじ2
　タイム…少々
　オレガノ（あれば）…少々
オイスターソース…大さじ2

### 作り方

1 肩ロースはたこ糸で巻き、ヒハツと塩をよくもみこむ。
2 フライパンに油を熱し、1を入れて全体に軽く焼き目をつける
3 鍋に☆と肉を入れて中火にかける。
4 沸騰したら弱火にし、オイスターソースを加えて30分煮る。途中で上下を返し、落としぶたをする。
5 あら熱が取れたらたこ糸を外し、適当な厚さに切る。

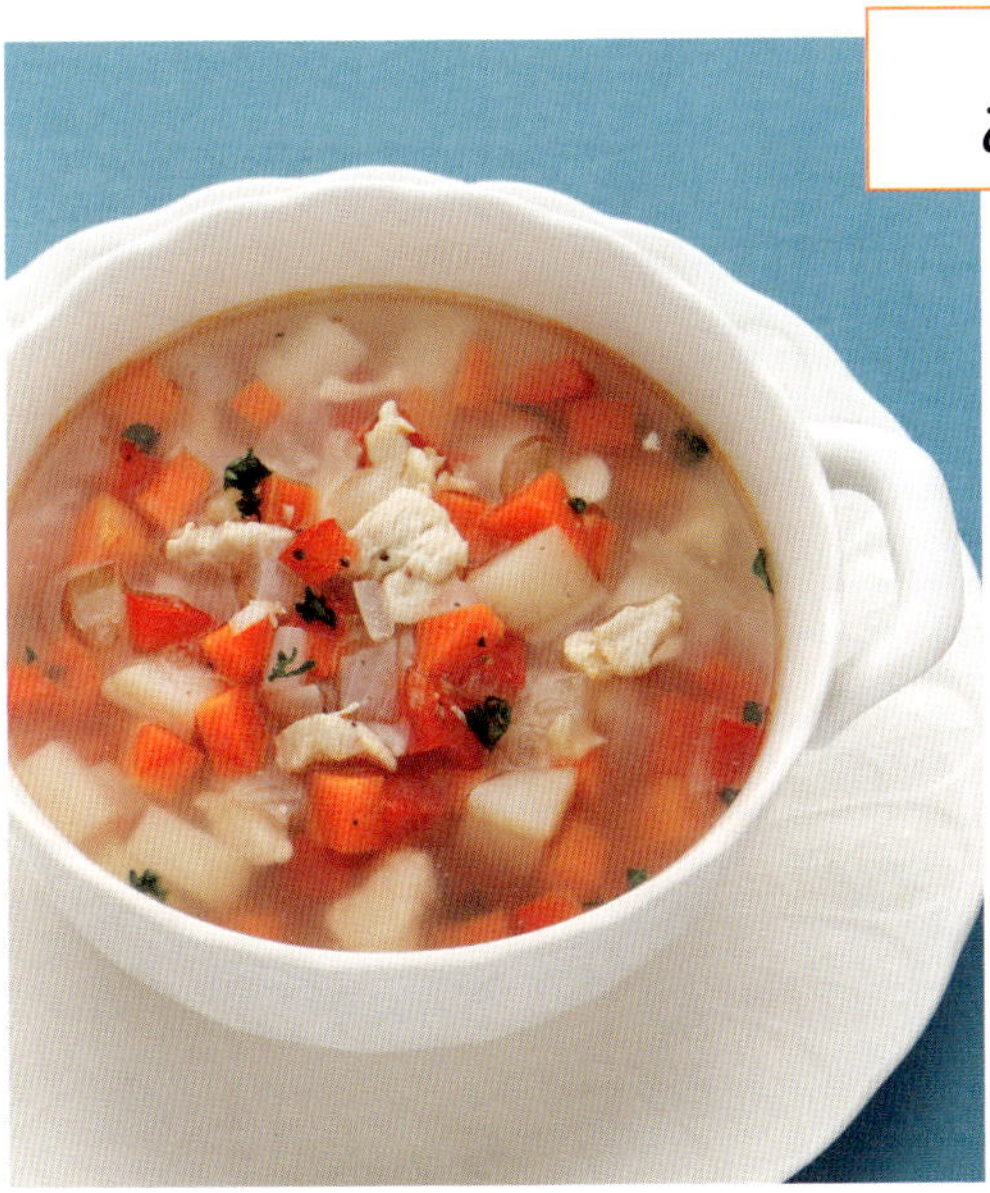

しょうがも入って効果倍増

## あったかヒハツスープ

**材料**（2人分）

☆ささみ…2本
☆じゃがいも…1個
☆玉ねぎ…1/2個
☆パプリカ…1/2個
☆にんじん…1/3本
しょうが（みじん切り）…1かけ
コンソメ…小さじ2
ヒハツ…小さじ1
塩…小さじ1/3
パセリ（あれば）…少々

**作り方**

1 ☆はすべて7mm角に切る。
2 鍋に油を熱してしょうがを軽く炒める。1を加えてさっと炒め、水4カップを注ぐ。
3 沸騰したらコンソメ、ヒハツ、塩を加えて、中火で10分煮る。
4 器に入れ、好みでパセリのみじん切りを散らす。

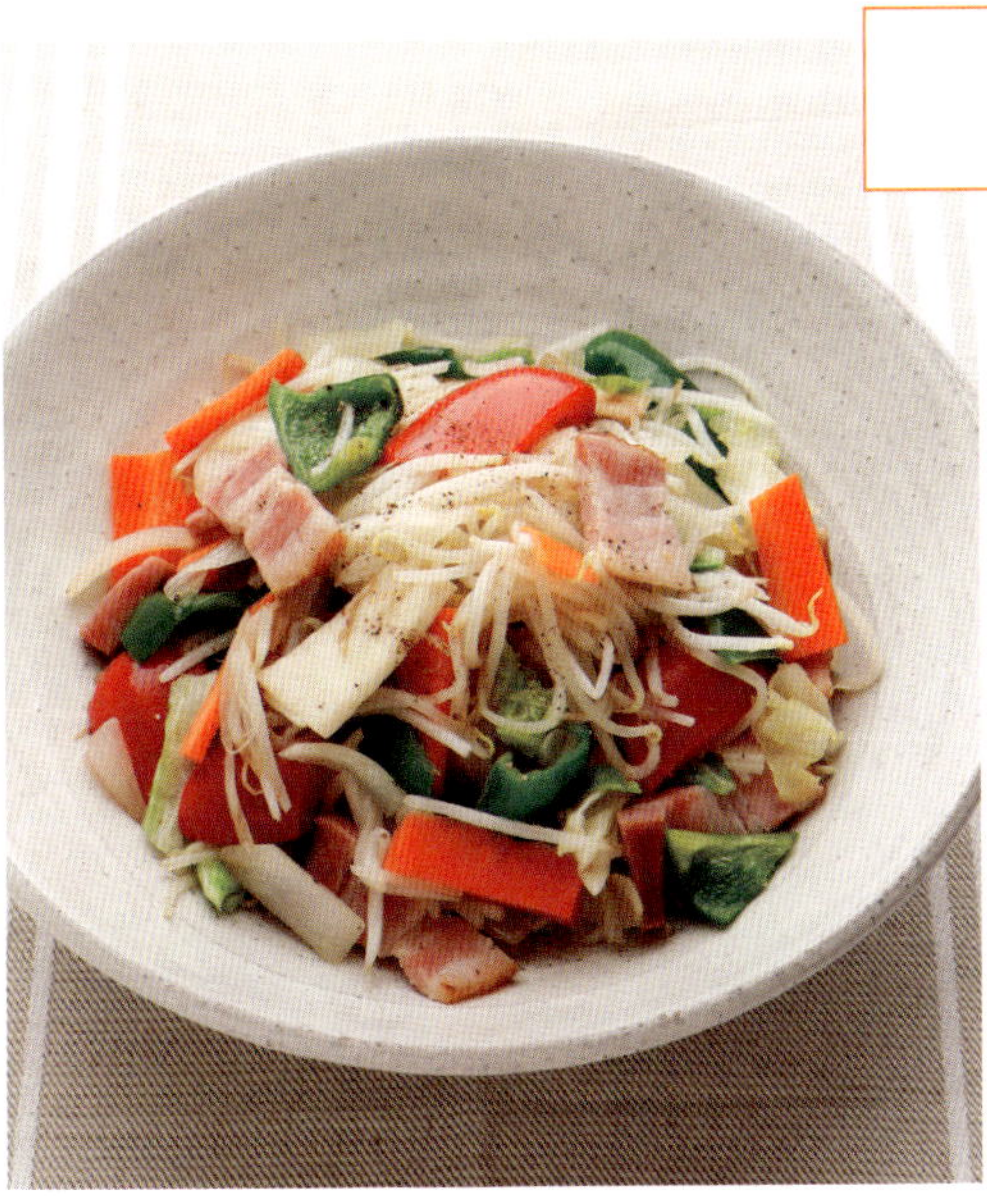

冷蔵庫の残り野菜で

## ヒハツ入り野菜炒め

**材料**（2人分）

☆ベーコン…100g
☆玉ねぎ…1個
☆ピーマン…1個
☆エリンギ…1本
☆にんじん…1/2本
☆パプリカ…1/2個
☆キャベツ…3枚
もやし…1袋
ヒハツ…小さじ1/2
オイスターソース…小さじ1
塩・しょうゆ…各少々

**作り方**

1 ☆はすべて一口大に切る。
2 フライパンに油を熱してベーコンを軽く炒め、残りの1ともやしを加えて強火で手早く炒める。
3 ヒハツ、オイスターソース、塩、しょうゆを加えて味を整える。

# どちらのタイプの冷え症にもよく効くしょうが

しょうがは食生活に簡単に取り入れることができるうえ、どちらのタイプの冷え症にもよく効く食材です。ヨーロッパでは1世紀頃から薬用として使われ、中国では古来より薬として用いられてきました。

しょうがには、おもに次のような効果があります。

**①体温を上げる**

芳香成分のジンギベロールの作用により新陳代謝を活発にし、体温を上げます。

**②血行をよくする**

辛味成分のジンゲロールとショウガオールの働きで、心臓やほかの筋肉の作用を増強し、血液が末梢に流れやすくなって、肩こり、腰痛、生理痛などが改善されます。

**③発汗作用や利尿作用により、余分な水分を体内から排出する**

芳香成分のジンギベロールの働きで、発汗・利尿効果が高まり、水分代謝がよくなって、体内の余分な水分が排出されます。

**④血液をサラサラにする**

芳香成分のジンギベロールの作用でからだが弱アルカリ性になることにより、血液がサラサラになり、毛細血管の血液が流れやすくなります。

**⑤甲状腺の働きをよくする**

しょうがに含まれるミネラルのなかでとくに多いのが亜鉛です。亜鉛は喉元にある甲状腺に働きかけてからだの熱を作りやすくし、新陳代謝をよくして血行をうながします。

しょうがは薄くスライスして乾燥させたあと、ミルやミキサーで粉砕すれば、しょうがパウダーとして長期保存することができます。生のときの10分の1くらいの重さになったら出来上がりです。

すりおろしたチューブ入りのしょうがも市販されていますが、薬効はあまり期待できません。**多少面倒でも、自分ですりおろしたものや乾燥させたものを使ってください。**

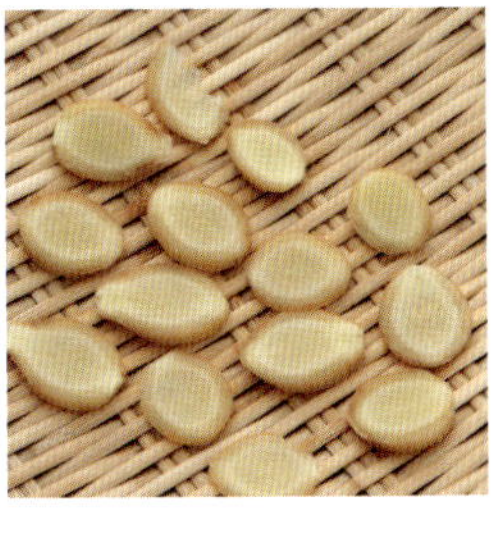

乾燥しょうがは、薄くスライスしてザルに並べ、天日干しで1～2日で完成。ミルやミキサーで粉末にして使います。

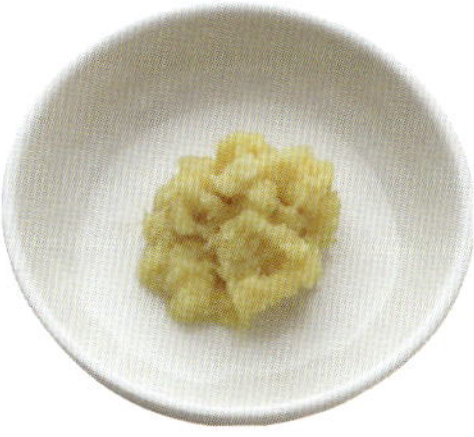

みそ汁やスープに、カレーや炒めものに、うどんや鍋料理に、ホットドリンクに…。何にでも入れたいしょうがのすりおろし。

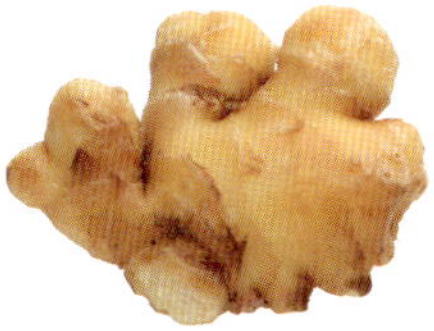

しょうがの辛味成分は皮のすぐ下の部分に多く含まれるので、皮ごと使いましょう。

# 1時間後には足先の温度が3～4℃上がる「しょうがみそ汁」

しょうがを使った献立のなかでも、とくにオススメなのは「しょうがみそ汁」です。**しょうがみそ汁を飲むと、下半身にたまった血液が全身に回るようになり、手先足先の血流がよくなります。**飲んで5分ほどすれば、足先がポカポカしてくることを実感できるでしょう。1時間後には、足先の温度は3～4℃上昇するという臨床実験の結果もあります。

またダイエットの効果もあります。とくにむくみがちな人、下半身太りの人には効果的です。

しょうがみそ汁だけで、効果のある人では2時間ほどからだ中ポカポカした状態が続きます。これは、しょうがに含まれる成分とみそ汁の成分が合わさることによって互いの長所が引き出された結果、全身の血行がよくなるためです。

**このしょうがみそ汁を1日に1回以上、最低3週間毎日飲みつづけることで、今まで感じていた冷え感や肩こり、腰痛、便秘といった症状は改善していくでしょう。**

からだが温まるようになったら、毎日ではなくても、１日置き、２日置きと日をあけても効果は持続します。このしょうがみそ汁だけで冷え症が改善した例はたくさんあります。

作り方はいたってかんたん。具は好みのなんでもかまいませんが、ごぼう、れんこん、にんじんなどの根菜類を使うと、からだを温める効果はぐんとアップします。

みそ汁をお椀に注ぎ、すりおろしたしょうがを小さじ１杯、約５グラム加えます。しょうが５グラムというのはだいたい親指の先程の分量ですが、しょうがの風味が強すぎると感じる方は、半分くらいから始めて徐々に増やしていくとよいでしょう。

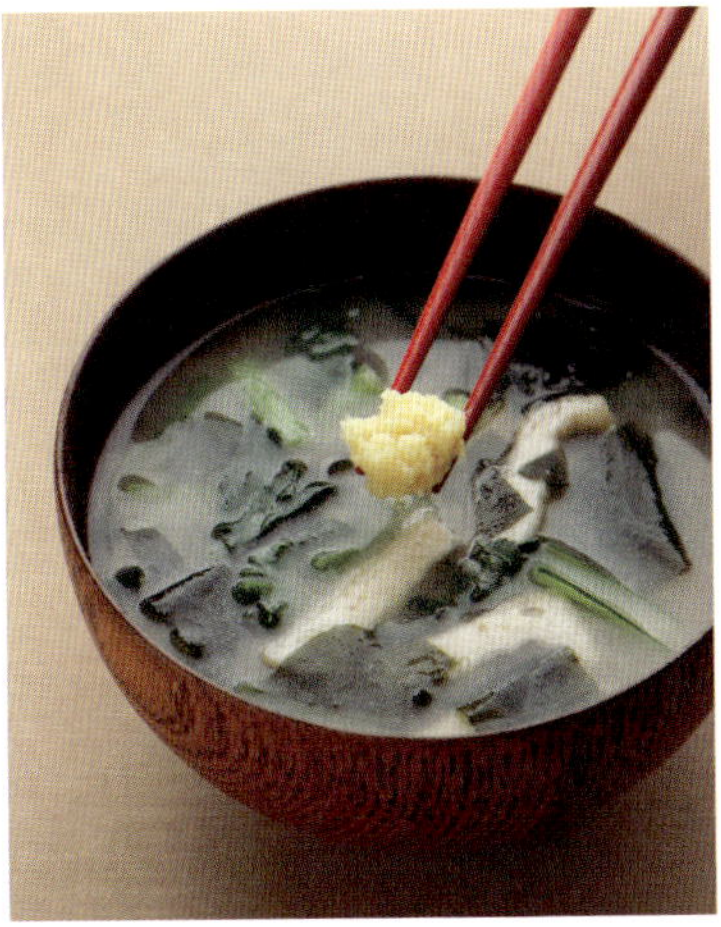

椀に盛ったみそ汁に、すりおろしたしょうが小さじ１杯を加えていただきます。

からだポカポカ！

# しょうがみそ汁レシピ

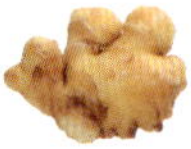

おいしさに心もほっこり

## しょうが豚汁

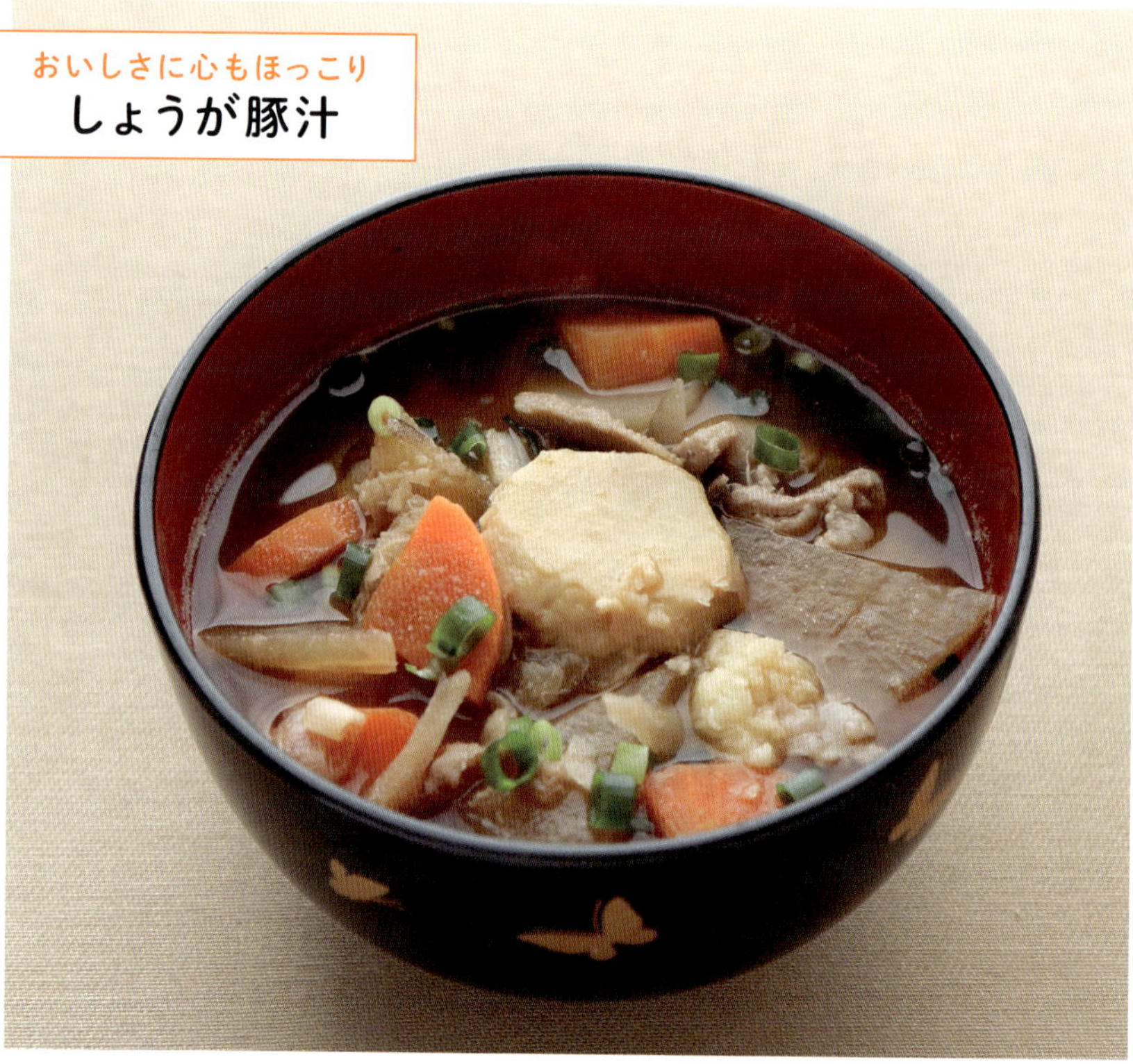

### 材料（2人分）

豚こま肉……80g
里いも……1個
大根……4cm
にんじん……1/3本
ごぼう……1/3本
だし……2.5カップ
みそ……大さじ2
しょうが（すりおろし）……小さじ1
小ねぎ（小口切り）……少々

### 作り方

1 里いもは一口大、大根、にんじんはいちょう切り、ごぼうはささがきにしてアク抜きをする。
2 鍋にごま油を熱し、豚肉を炒める。さらに1を加えて、軽く炒める。
3 だしを注ぎ、材料がやわらかくなるまで煮る。
4 みそを溶き入れる。椀に盛って、しょうがのすりおろしをのせ、小ねぎを散らす。

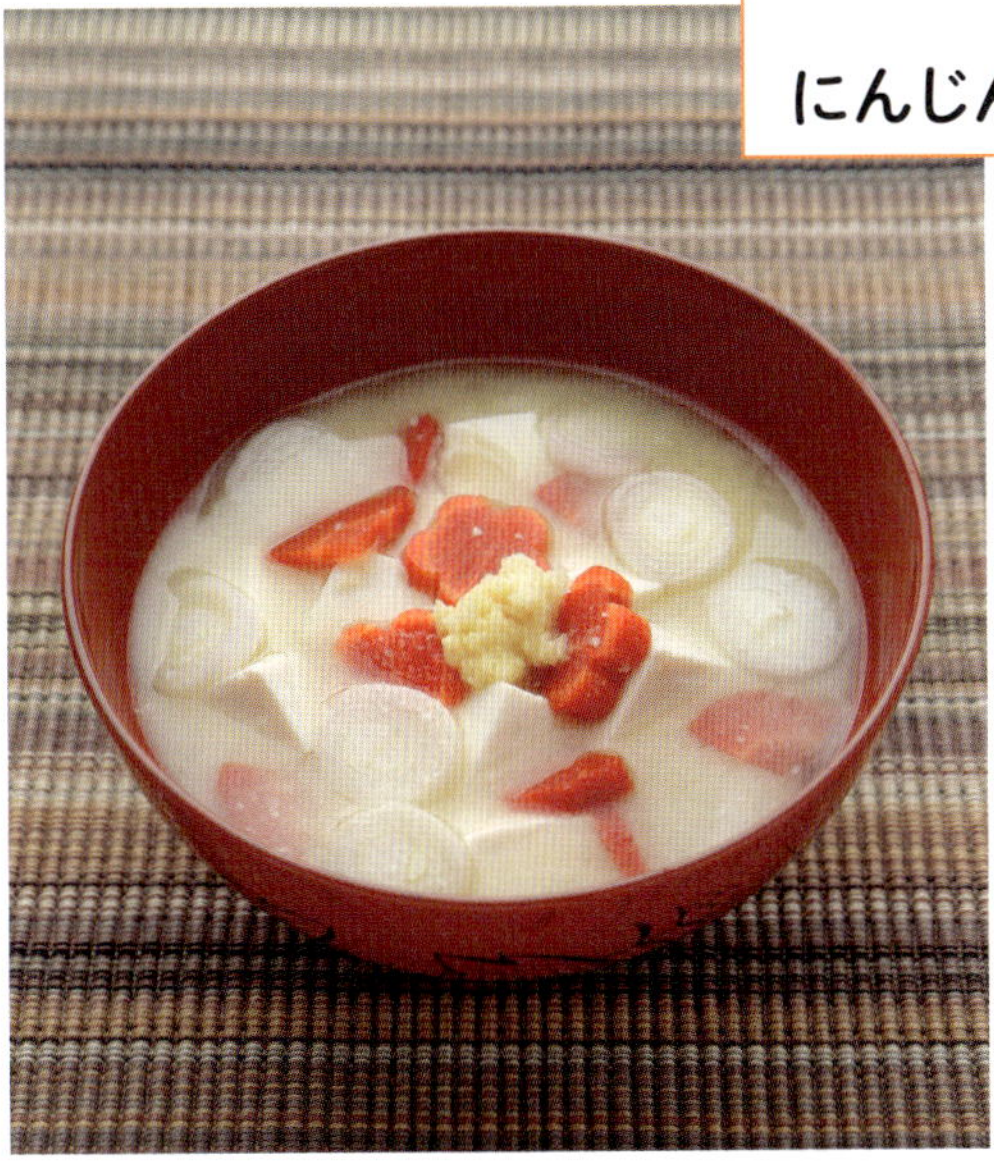

白みそとしょうがが◎

## にんじんと豆腐のしょうがみそ汁

**材料**（2人分）

にんじん……1/4本
絹ごし豆腐……1/2丁
長ねぎ……8cm
だし……2.5カップ
白みそ……大さじ4
しょうが（すりおろし）……小さじ1

**作り方**

1 にんじんはいちょう切り、豆腐は1cm角に、長ねぎは小口切りにする。
2 鍋にだしとにんじんを入れ、にんじんがやわらかくなったら、豆腐と長ねぎを加える。
3 白みそを溶き入れる。椀に盛って、しょうがのすりおろしをのせる。

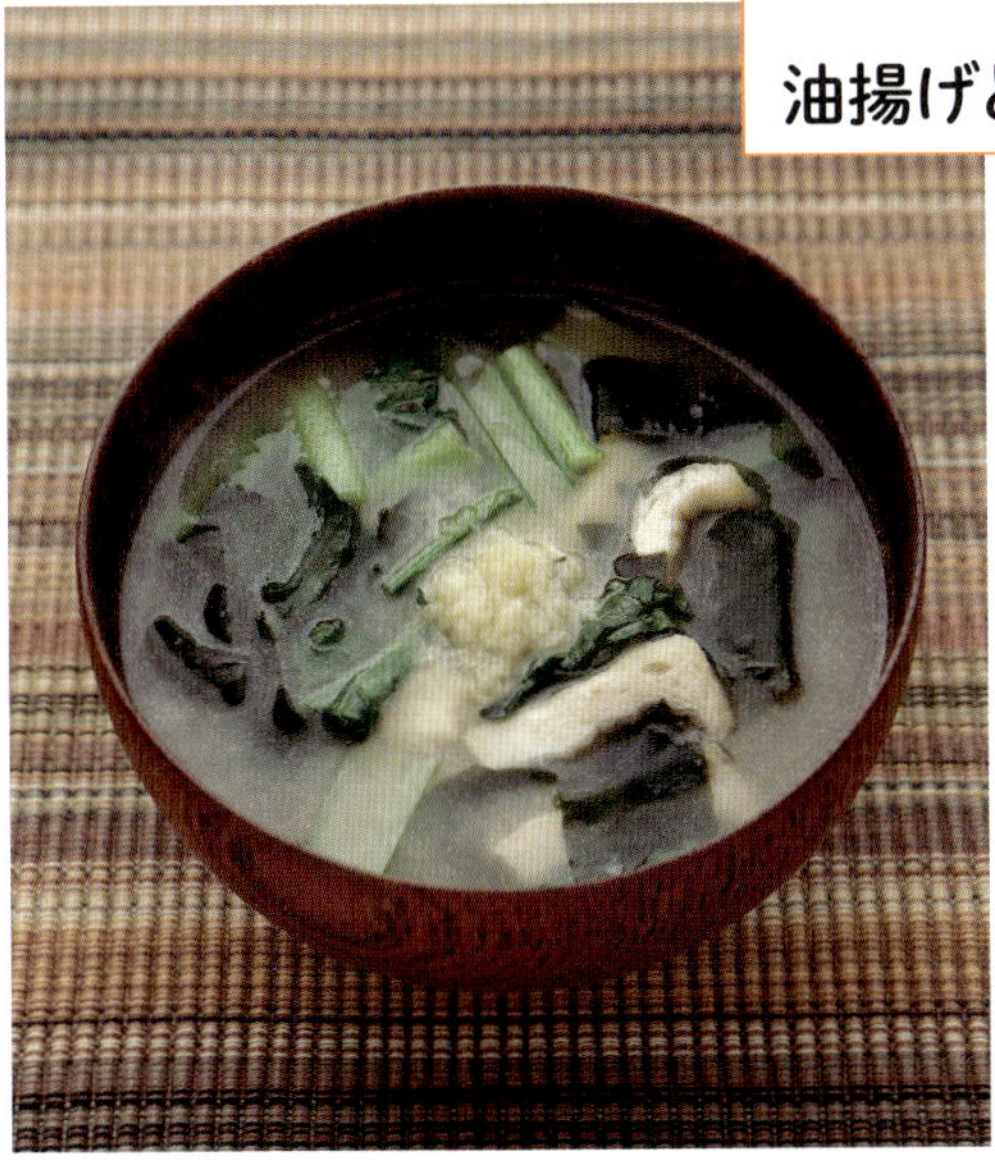

栄養満点の小松菜で

## 油揚げと小松菜のしょうがみそ汁

**材料**（2人分）

油揚げ……1/2枚
小松菜……1株
乾燥わかめ……2g
だし……2.5カップ
みそ……大さじ2
しょうが（すりおろし）……小さじ1

**作り方**

1 油揚げはタテ半分に切って5mm幅に切る。小松菜はざく切り。乾燥わかめは戻しておく。
2 だしに1を入れ、煮立てる。
3 みそを溶き入れる。椀に盛って、しょうがのすりおろしをのせる。

# からだを温める食べ物・冷やす食べ物

ダイエットのためと生野菜サラダばかり食べていると、からだを冷やしてしまいます。同じサラダでも温野菜にするだけで、体内温度は上がっていきます。

**地面の下で育つ根菜類、発酵食品、寒い土地で採れる食材はからだを温め、地面の上で育つもの、暖かい土地で育つものはからだを冷やす傾向があります。**また、トマトや柿などの**例外はありますが、黒や赤など色の濃いものはからだを温め、色の白っぽいものはからだを冷やす傾向があります。**

飲み物では、コーヒーや緑茶はホットでもアイスでも利尿作用があり、からだを冷やします。ほかに豆乳、ビール、牛乳、白ワインもからだを冷やす飲み物です。

**麦茶や紅茶など、製造工程で茶葉を発酵させているお茶には体温を上げる効果があります。**ほかにほうじ茶、ウーロン茶、赤ワインなどもからだを温めてくれる飲み物。しょうがのすりおろし、はちみつ、レモンにお湯を注いだホットドリンクなどは、とくにオススメです。

# 4 自分でできる冷え性対策（食事編）

## からだを温める食べ物

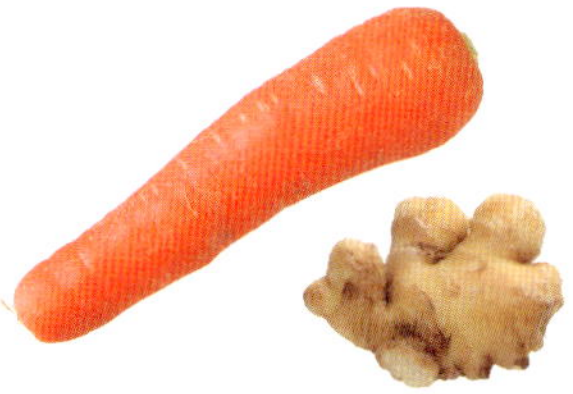

### 地面の下で育つもの

ごぼう、かぶ、にんじん、玉ねぎ、やまいも、れんこん、しょうがなど

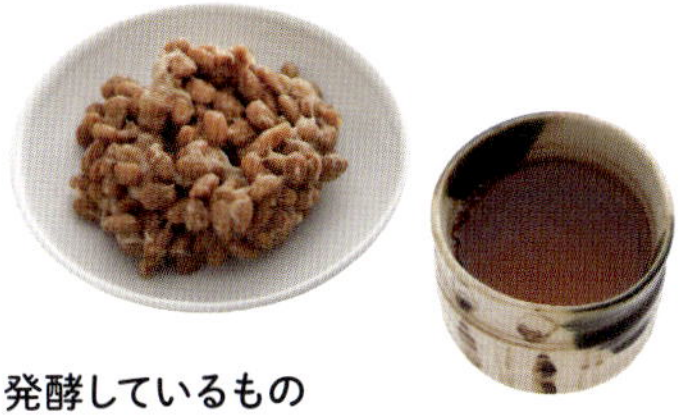

### 発酵しているもの

みそ、しょうゆ、納豆、キムチ、漬物、麦茶、紅茶、ウーロン茶、ほうじ茶など

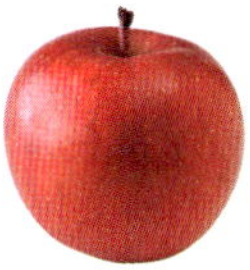

### 寒い土地で採れるもの

かぼちゃ、長ねぎ、カリフラワー、りんご、さくらんぼなど

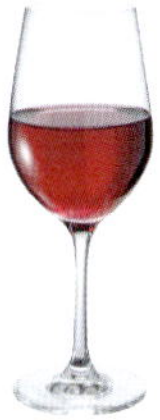

### 黒や赤など色の濃いもの

ひじき、小豆、黒豆、鮭、まぐろ、赤身肉、黒砂糖、赤ワインなど

## からだを冷やす食べ物

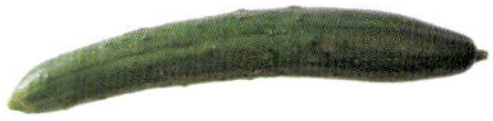

### 地面の上で育つもの

きゅうり、レタス、キャベツ、ナス、トマトなど

### 色の白っぽいもの

牛乳、豆乳、白ワインなど

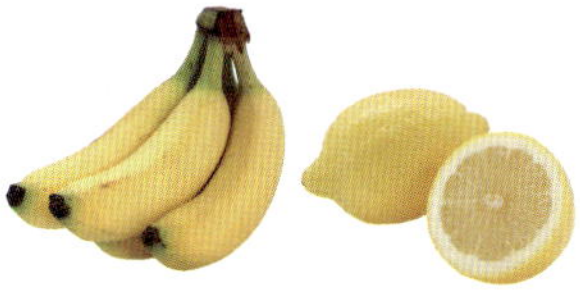

### 暖かい土地で育つもの

バナナ、みかん、レモン、パイナップル、コーヒー、緑茶など

しょうがのすりおろし小さじ1/2、はちみつ大さじ1にお湯200mlを注いで、レモンの輪切りを浮かべた、からだポカポカホットドリンク。

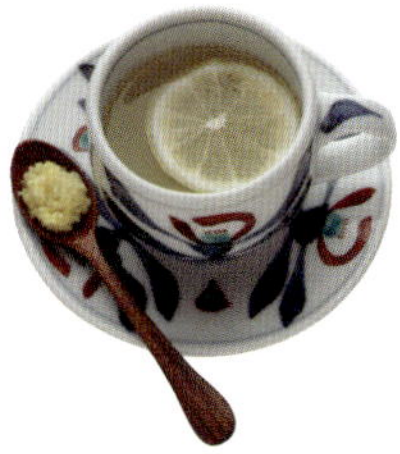

体験談 3

# 生のしょうがのすりおろしで、冷え症がだいぶ軽くなりました

23歳 女性

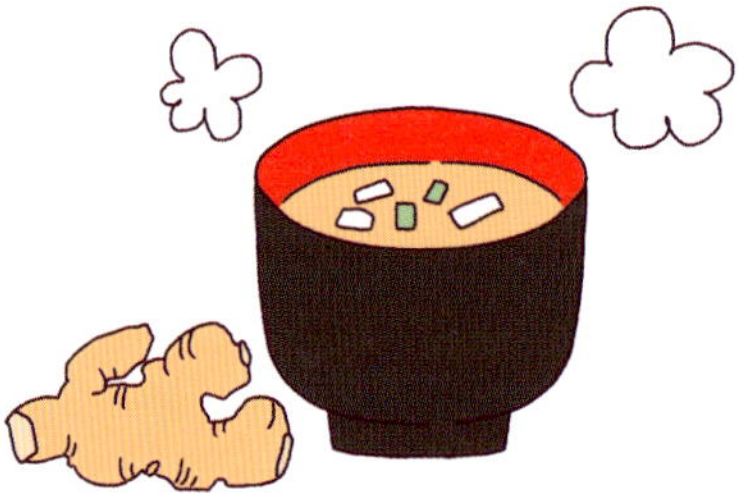

毎年冬になると、足が冷えてたまらなくなります。スカートなんてもってのほか。タイツの上にズボンを履き、さらに分厚い靴下を履いてムートンのブーツというスタイルが私の定番でした。冷えを感じるのは冬だけではなく、夏でもスーパーの冷凍食品売り場には近づけないような状態でした。

全国冷え症研究所でみていただくと、私は冷え症で、しかも血管が収縮して冷えを感じるタイプとのこと。内臓の冷えがひどいということもわかりました。そこで、お腹を冷やさないようにし、ストレッチを毎日行ない、食事にはしょうがやヒハツを使うことをすすめられました。

しょうがはもともと好きだったのですが、市販のチューブ入りのものを使っていました。でも、生のしょうがを使ったほうがずっと効果的だと、すぐに気がつきました。朝食のときに生のしょうがをすりおろしてみそ汁に入れると、お腹を中心にポカポカしてくるのです。

それと同時に毎月、我慢できない痛みに襲われていた生理の苦痛がやわらいでいきました。私だけでなく、いっしょにしょうがを使った妹も生理痛から解放されたのです。

わが家では、しょうがのすりおろしをつねにタッパーに用意しておいて、各自好きなだけ使うようにしています。みそ汁に入れるのがいちばんいいようですが、煮物や炒め物に混ぜたり、うどんに乗せたりして、たくさん食べるようにしています。

# 5

# 自分でできる冷え症対策

〈生活編〉

# 血管拡張型にとくにオススメ！シルクのタオルでマッサージ

マッサージは血行をよくすると同時に、冷えに敏感になっている皮膚にやさしい刺激を与えて、自律神経の働きを高めます。やわらかい布やタオルを使いますが、ナイロンなどの合成繊維は皮膚をかさつかせたり、皮膚炎をおこす心配もあるので、シルクや綿などの天然素材を選びましょう。

まずは自分が冷たいと感じているところから、やさしく布でマッサージする感覚でこすります。血管がたくさん走っていてツボも多い首の後ろや足の甲は、冷えを解消するためにはぜひこすってほしい場所です。また、手軽にこすれる腕もオススメです。

とくに血管拡張型冷え症の人は、冷えに対して過敏になっている皮膚表面を鍛えて、寒冷刺激に対して抵抗力をつけるためにも、できれば毎日行なってください。時間があれば、何度行なってもかまいません。ただし、アトピーや皮膚に炎症ができている人は皮膚のバリア機能が低下しているので避けましょう。

## マッサージしたい部位

### 首の後ろ

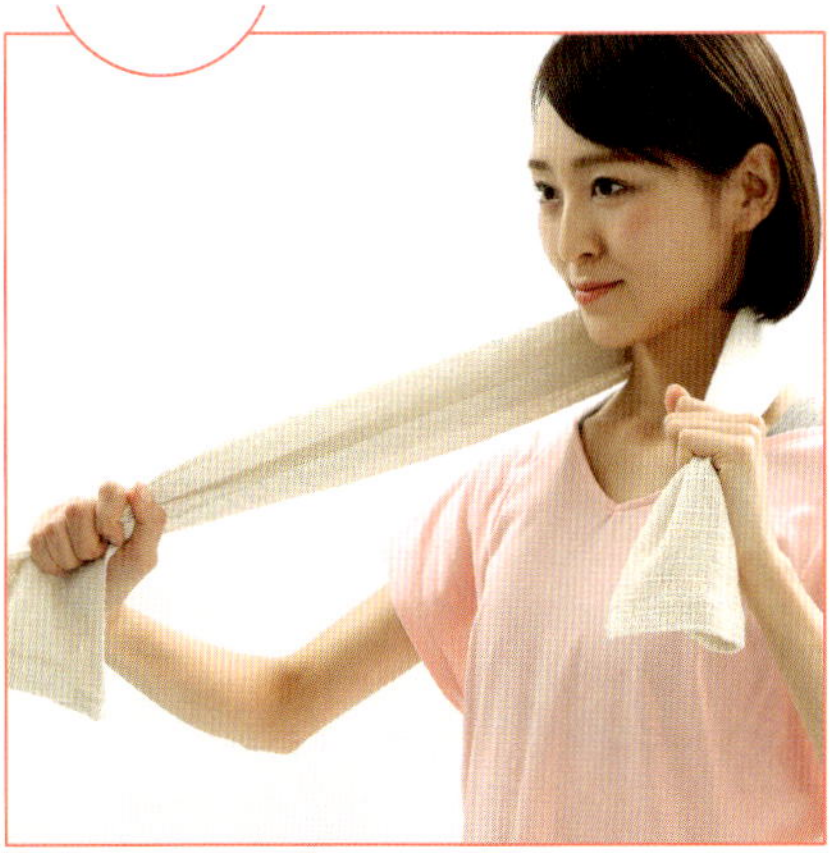

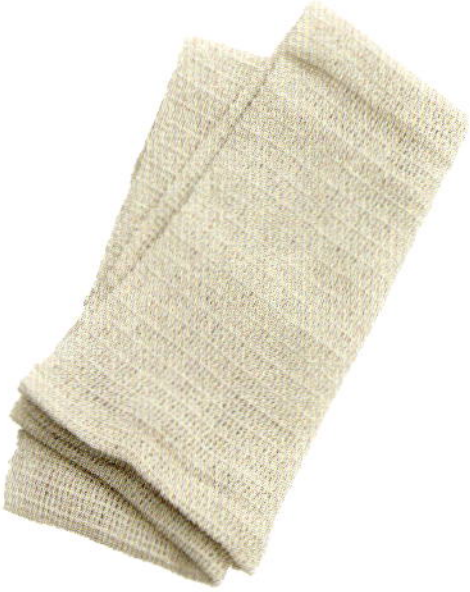

使用する布の素材はシルク（絹）がもっともオススメ。シルクは蚕のまゆから作られる天然繊維。人の肌の成分にとても近いタンパク質でできていて、「第二の肌」とも呼ばれます。

### 腕

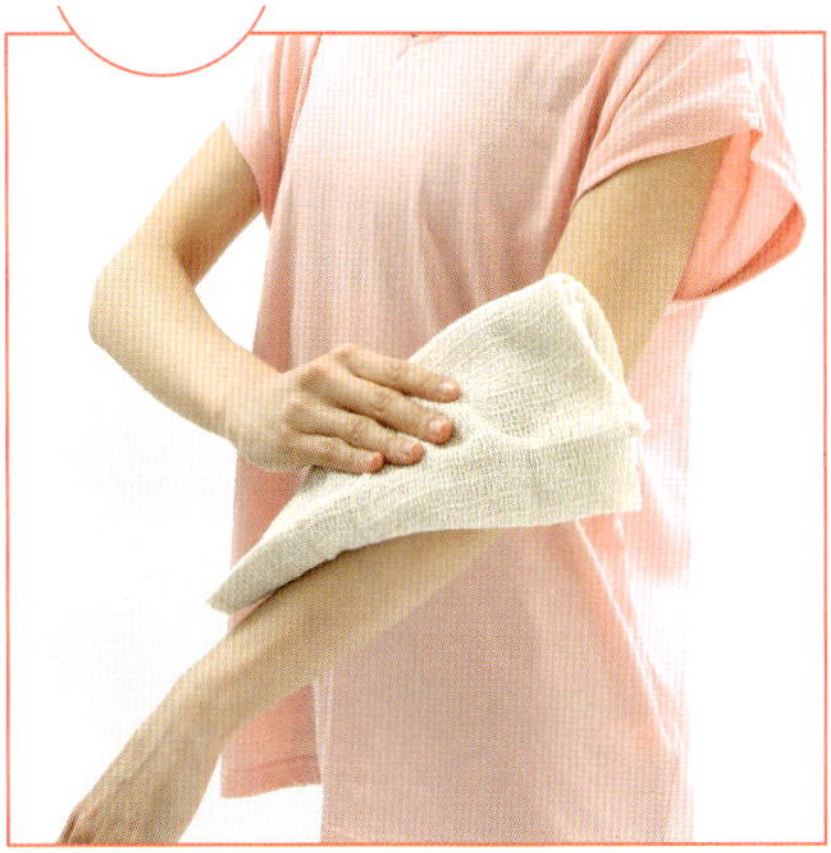

### 足の甲

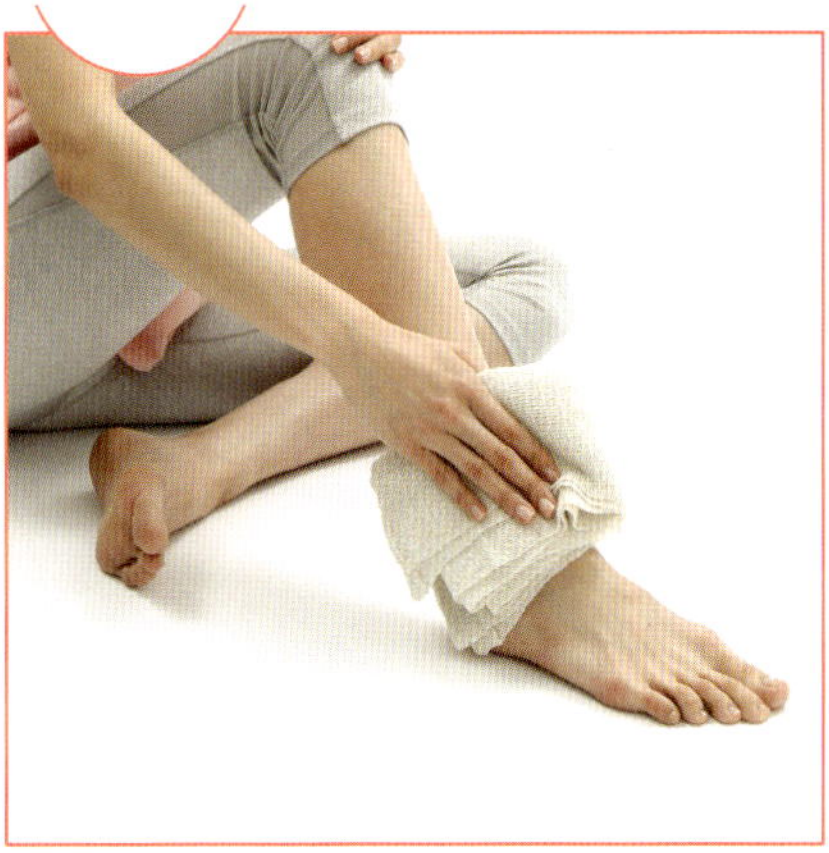

# 1年中使ってほしい腹巻き素材はシルクが最適

靴下を何枚重ねても、首回りにマフラーやスカーフを巻いても、お腹が冷えていると効果は期待できません。

冷えを感じると、血液は内臓器官や脳に集まって、からだを守ろうとします。**この血液を、ふたたび手先や足先に流すには、腹巻きでお腹を温めることがもっとも効果的**です。これは、血管収縮型・拡張型、どちらのタイプにも共通しています。

腹巻きの素材は、ウールや綿などの天然繊維、アクリルやポリエステルなどの合成繊維などさまざまありますが、**もっともオススメなのは天然素材のシルク（絹）100％のもの。**

合成繊維は低価格で求めやすいですが、保温力が弱く、静電気を起こしやすいという問題があります（92ページ参照）。綿は静電気は発生しにくく、吸湿性・保温性もすぐれていますが、吸った湿気を吐き出す力はありません。

**その点シルクは、湿気を吐き出す力もあるので、肌との間はつねにサラサラに保たれ、ムレることなく、菌などの繁殖も防いでくれます。また、絹タンパクは18種類のアミノ酸から組成されていて、潤いのあるお肌を守ってくれます。**冷え症対策にはもちろん、美容効果にもすぐれたうれしい素材です。

冬はもちろん、冷え症の人は1年中着用するのがオススメです。

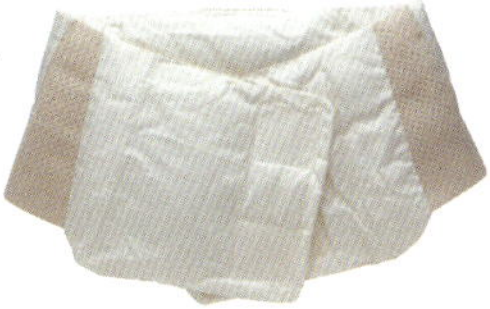

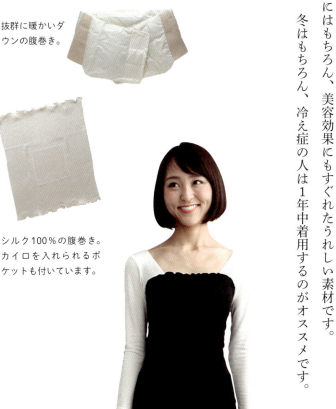

抜群に暖かいダウンの腹巻き。

シルク100％の腹巻き。カイロを入れられるポケットも付いています。

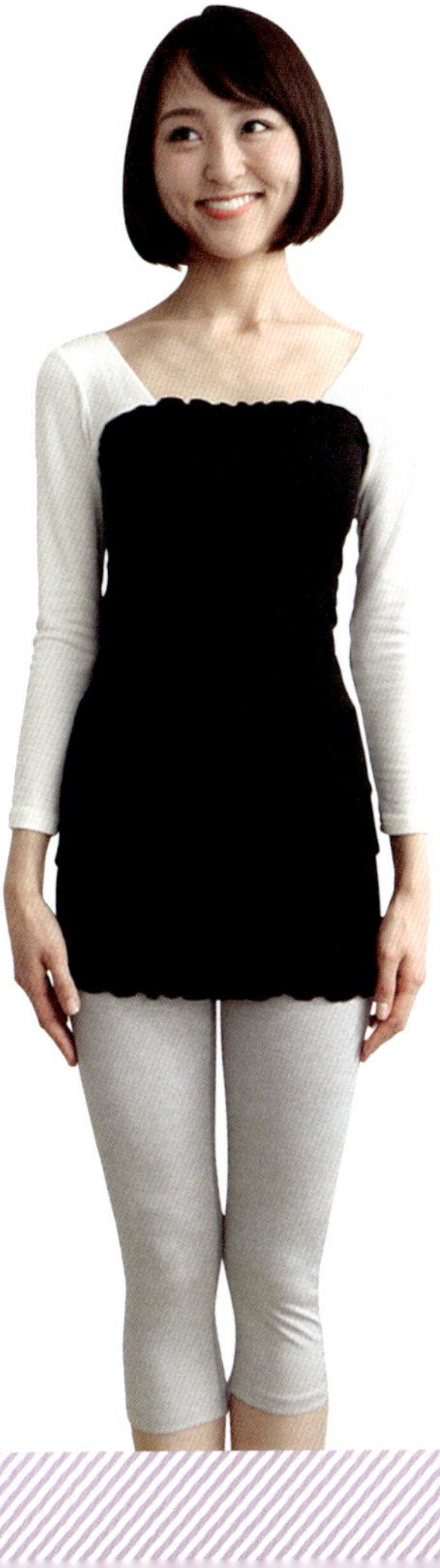

シルクのボディウォーマーは、半分に折って長めの腹巻きとしても使えます。

# 5本指靴下、毛糸のパンツ、マフラー、カイロなどで温める

item 1

## 5本指靴下

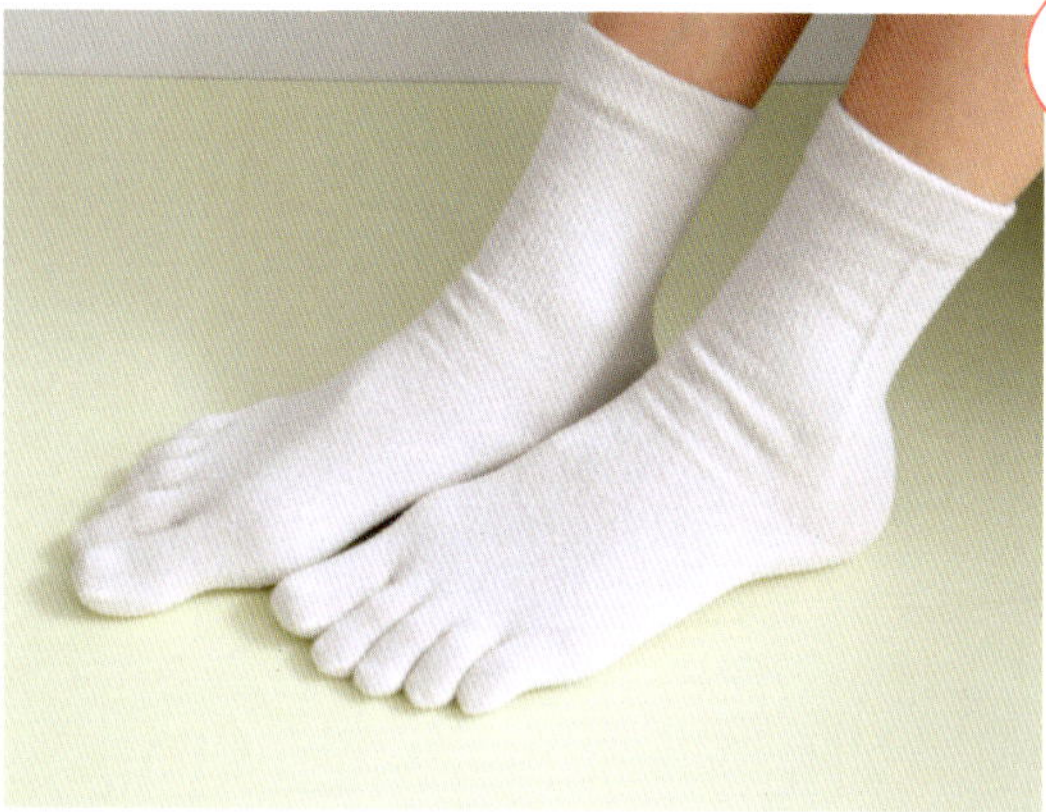

5本指の靴下は足指の固定をやわらげ、血行をよくしてくれます。足は、1日に牛乳ビン1本分以上の汗を分泌します。この汗が足を冷やすクセモノ。靴下の素材は吸収した水分を放出してくれるシルクを選びましょう。

item 2

## 靴下の重ね履き

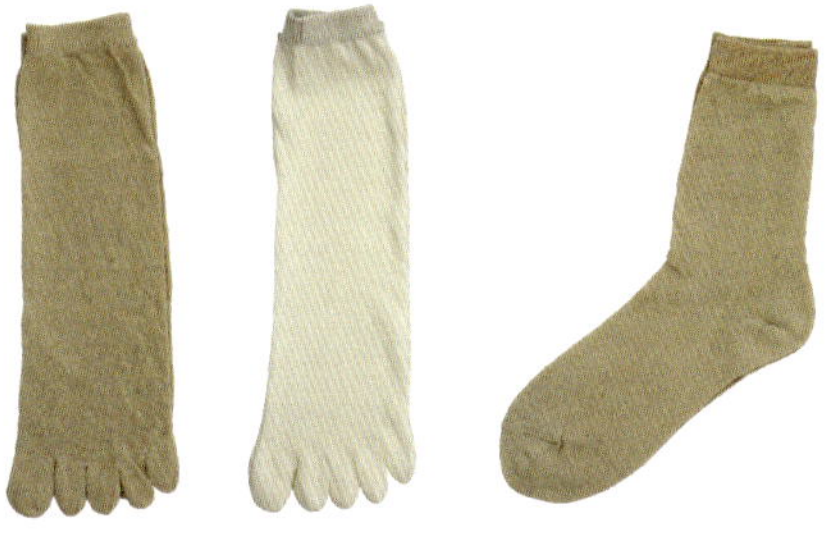

重ね履きの場合は、5本指シルク、5本指綿、ゆったりシルクの順に。5本指シルクは吸収した水分を外側の綿に放出し、肌に触れる部分を乾いた状態に保ちます。綿の吸水分は、外側のゆったりシルクが吸い上げてくれます。

item 3

**スカーフ＆マフラー**

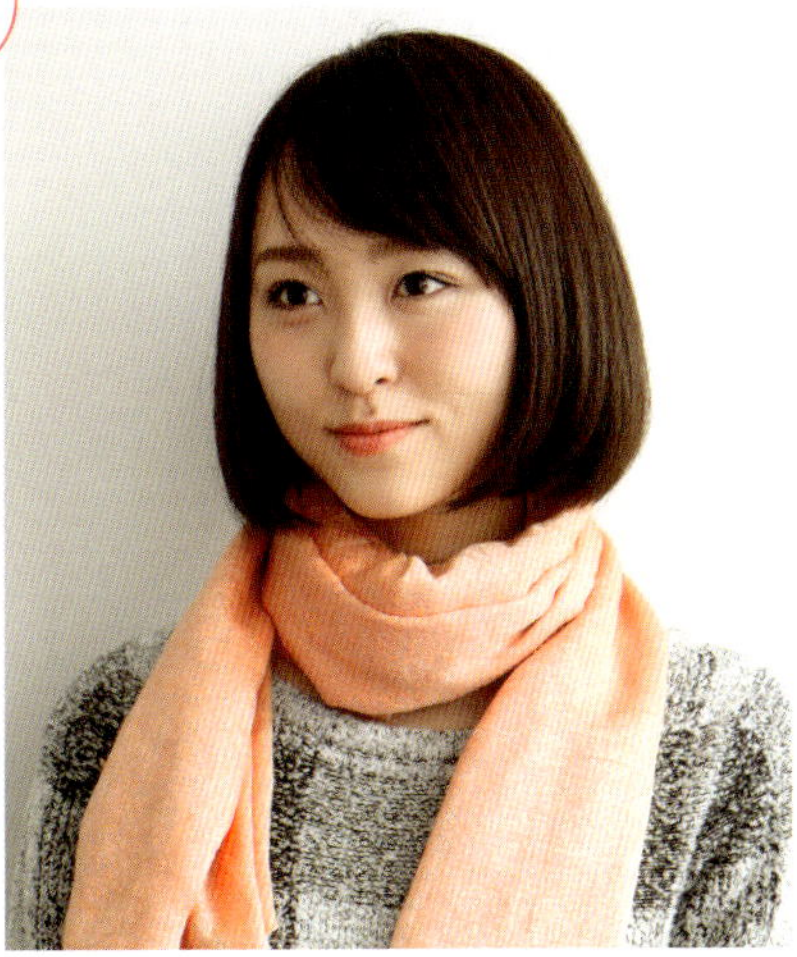

冬の寒い時期はもちろん、夏の冷房対策にも、うなじを冷やさないことは大切です。寝るときに冷えを感じる場合も、薄手のマフラーを巻くとよく温まります。

item 4

**毛糸のパンツ**

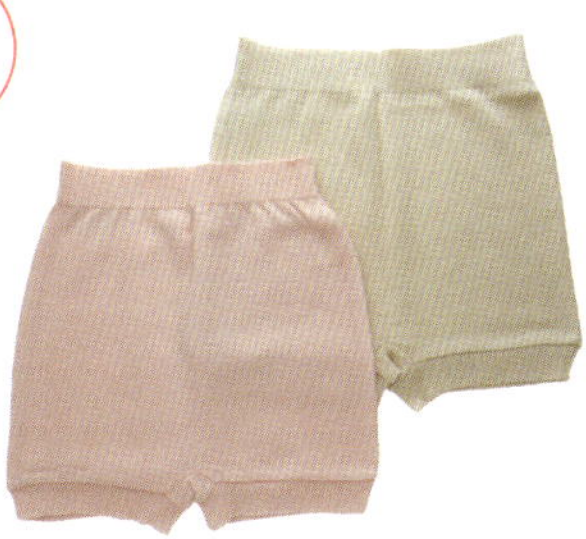

お腹を温めてくれる毛糸のパンツも、冷え症の力強い味方です。腹巻きと合わせて、使いたい。

item 5

**カイロ**

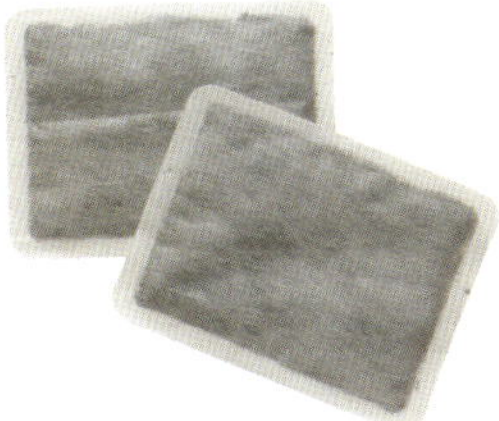

寒さを感じる季節になったら、お腹や足先にカイロを。おへその下に指2～3本分空けて、お腹と背中をはさむように貼ると効果的です。

item 6

**レッグウォーマー**

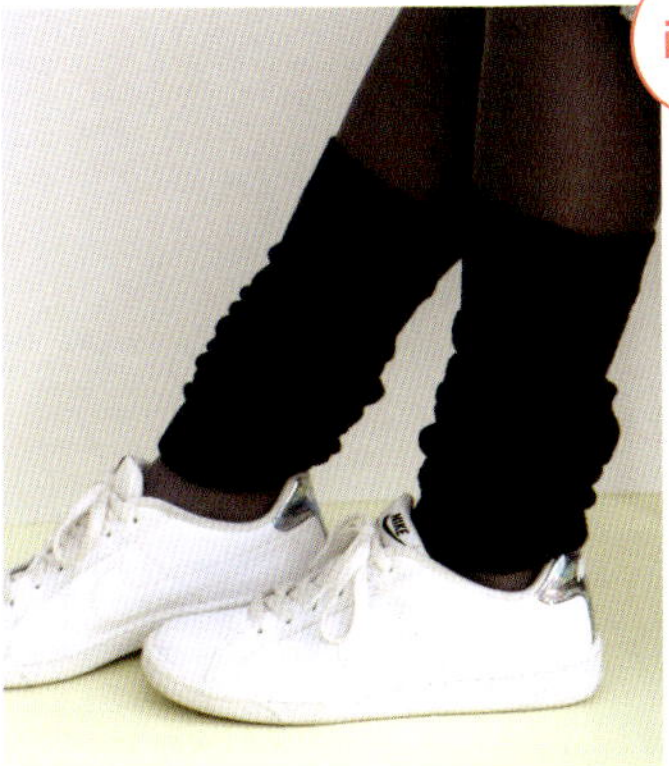

足首は第2の心臓といわれる血行循環のカナメ。レッグウォーマーは寝るときも着用すると、下半身を冷えから守ってくれます。

# からだをよく温めてくれる楽しい半身浴タイム

半身浴は、シャワーはもちろんのこと、通常の入浴よりもよくからだを温めることができます。**冷え症の方には、少なくとも週に1回、できれば週に3回くらいは行なってもらいたい**ものです。

お湯の温度は何℃でなければいけないということはありません。自分が心地よく感じる温度に設定しましょう。

**お湯の量は、からだに対しての水圧を減らし、温度の低い下半身の血液をよく温めてその血液を全身にめぐらせるため、みぞおちよりも下の量**になるくらいに設定します。入るときは換気扇を回して、頭上の換気をよくするようにしてください。とくに貧血気味の人は注意が必要です。

そして、**頭の上から汗が落ちてくるまで、最低でも20分以上ゆっくりとつかってください。**30分かけても汗が出ないこともありますが、何度か入っているうちに、しだいに短時間でもよく汗が出るようになってきます。

汗の出が悪い人は、お湯のなかに大さじ1～2杯ほどの塩を入れると、発汗をうながしてくれます。また、遠赤外線効果がある備長炭を、湯船のなかに1～2kg入れるのもいいでしょう。

**お湯につかりながら、足首や手首をよく動かすのもいいでしょう。**関節が硬くなると、血行が悪くなって冷えにつながります。

20～30分は長いと感じるかもしれませんが、入浴剤を入れたり、本を読んだり、音楽をかけたりして、リラックスして半身浴タイムを楽しんでいただければと思います。

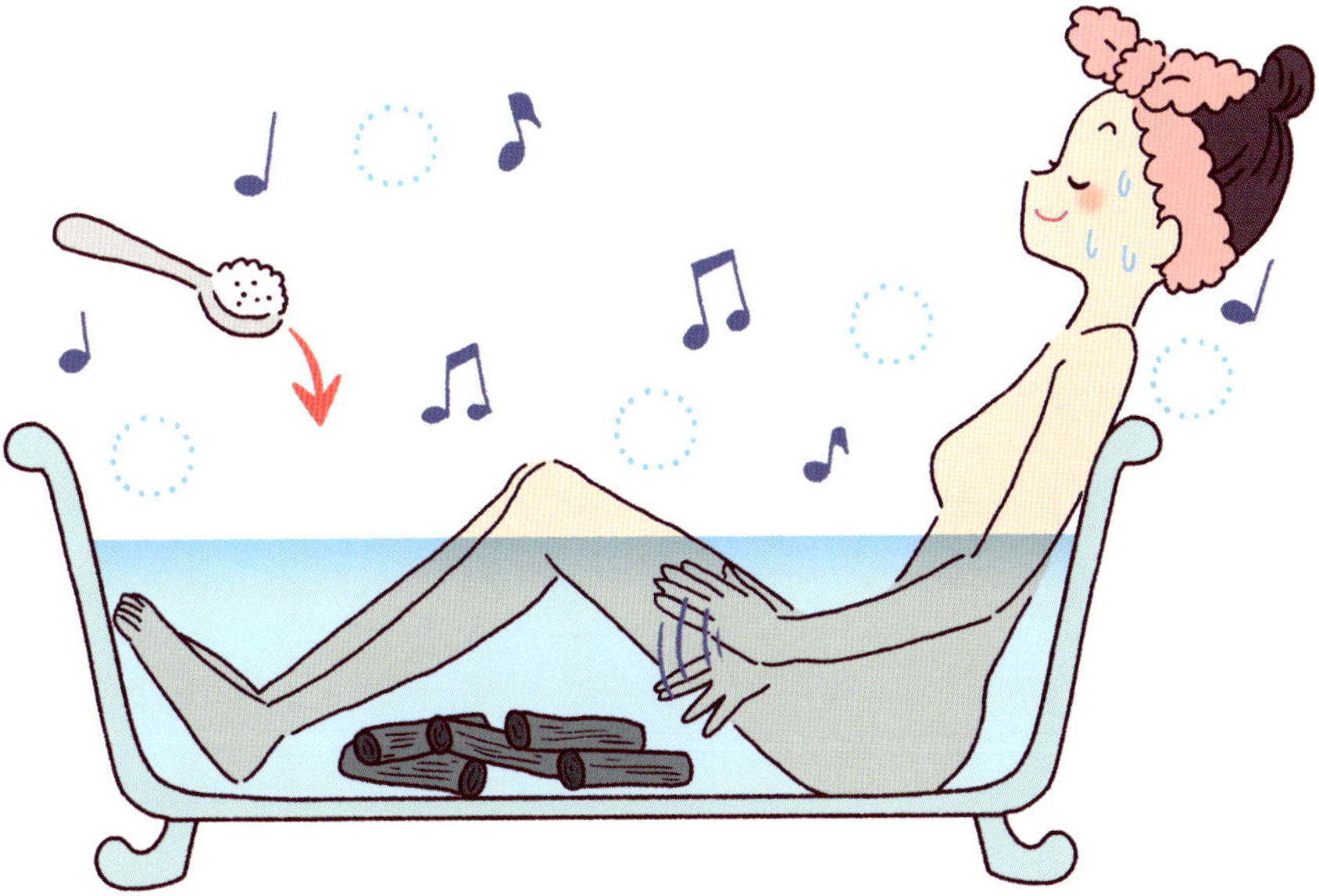

# 湯たんぽ、ムートンシーツなど温かく眠る工夫

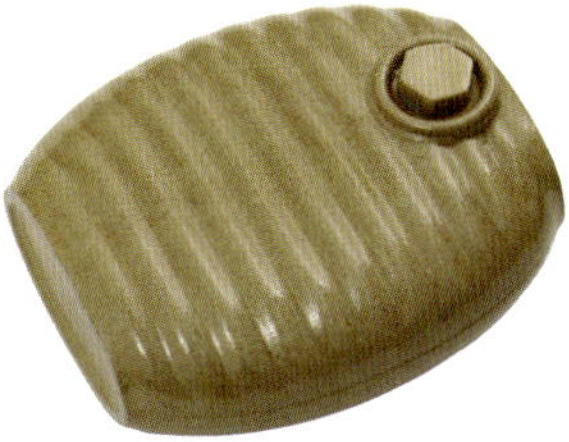

## 湯たんぽ

電気毛布や電気敷き毛布は静電気を起こすもと。寒くて眠れないという人は、ぜひ湯たんぽを使ってみてください。

金属製、ゴム製、プラスチック製、レンジで温めるタイプや充電式などさまざまあるなかで、おすすめは陶器製の湯たんぽ。陶器のものは温度変化の曲線がゆるやかで、朝までやさしい温もりが持続します。そのうえ、適度に湿度も保ってくれるので、乾燥が心配な冬にぴったり。

１個では温まらないという人は、2個でも３個でも使ってください。最高で５個使っていたという人の例もあります。

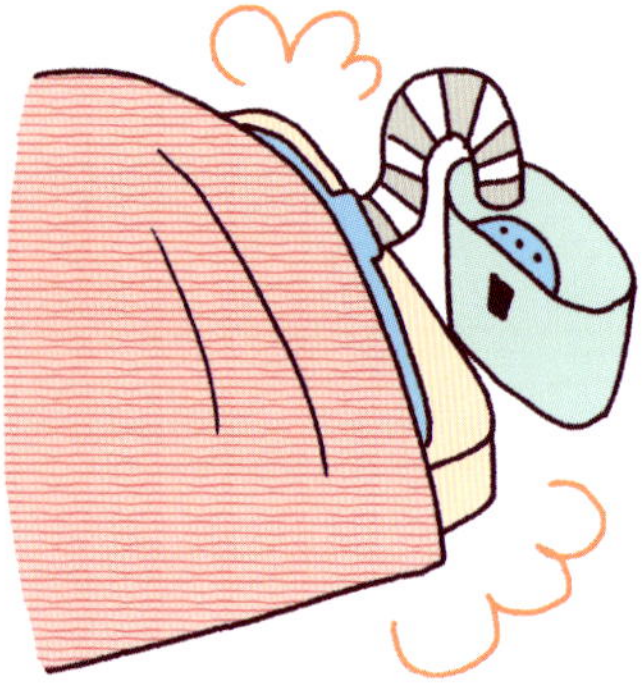

## ふとん乾燥機

ふとん乾燥機を使うのもよいですね。ふとん乾燥機でふとんを温めておくだけで寝付きがよくなったという人もいます。

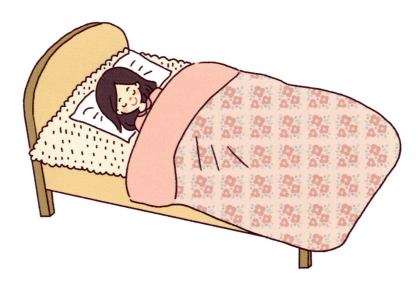

## シーツ

夜間の熱は下に逃げやすくなるのでシーツは重要です。化学繊維のものは静電気を起こしやすいので、天然素材を使ってください。夏場は綿や麻がよいですが､冬はぜひ天然のムートン（羊の毛皮）100％のシーツを。高価ですが、ネットで2～3万円で見つけることができます。湯たんぽとの相性もよく、冬のふとんが楽しみになります。

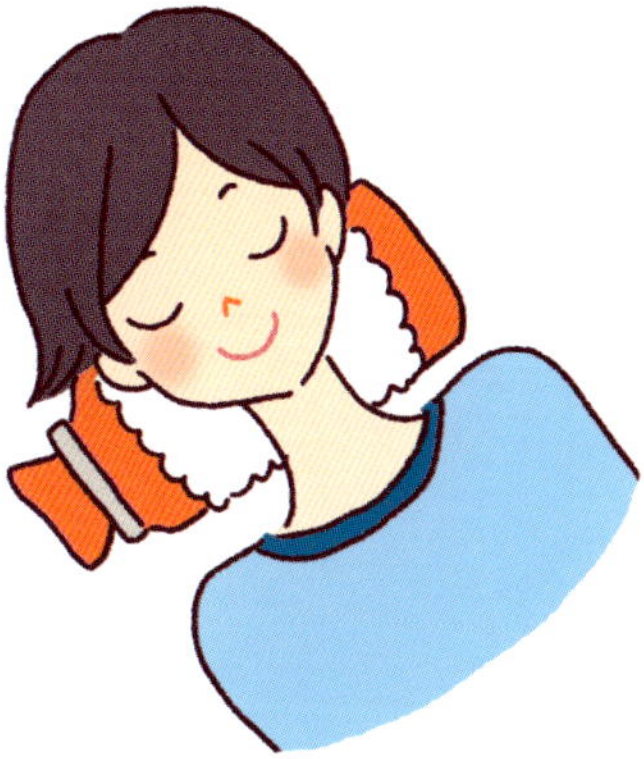

## 夏の冷房

暑い夏の就寝時の冷房には注意が必要です。温度設定は高めにして、氷枕を使うなどの工夫をしましょう。首の後ろ、うなじの部分に氷枕をあてるだけで、体温は下がります。脇の下を冷たいタオルでふくのも効果的です。

# 冷えにつながる静電気はためこまないようしっかり対策

**静電気がからだに帯電すると、血管は収縮し、血流が悪くなって、冷えにつながります。**それだけでなく、自律神経の乱れや免疫力低下など健康への悪影響もありますから、静電気対策はしっかり行ないましょう。

静電気は、温度20℃以下湿度20％以下の、寒くて乾燥しているときに発生しやすくなります。乾燥の季節になったら、こまめに加湿をしましょう。

衣服の素材の組み合わせもポイントです。**プラスの電気を帯びやすい素材と、マイナスの電気を帯びやすい素材を重ね着すると、静電気が起きやすくなります。**

足元の素材も重要。帯電している静電気は足裏から地面にアースされますが、**ゴム製やプラスチック製の靴底だと静電気が逃げにくくなり、**帯電している状態がつづいてしまいます。靴底はできるだけ革などの天然素材でできたものにしましょう。

靴下やストッキング、タイツを身につけるなら、シルクが入っているものを。シルクは保温性、通気性にもすぐれていてオススメです。

## 5 自分でできる冷え性対策（生活編）

＊外側にいくほど帯電しやすくなります

⊖帯電しやすい ← 帯電しにくい → ⊕帯電しやすい

アクリル　ポリエステル　アセテート　麻　綿　絹（シルク）　レーヨン　ウール　ナイロン

同じ性質の電気を帯電する素材同士、帯電しにくい綿や絹などの素材は静電気が起きにくい！

＋に帯電しやすい素材と－に帯電しやすい素材の組み合わせは静電気が起きやすい！

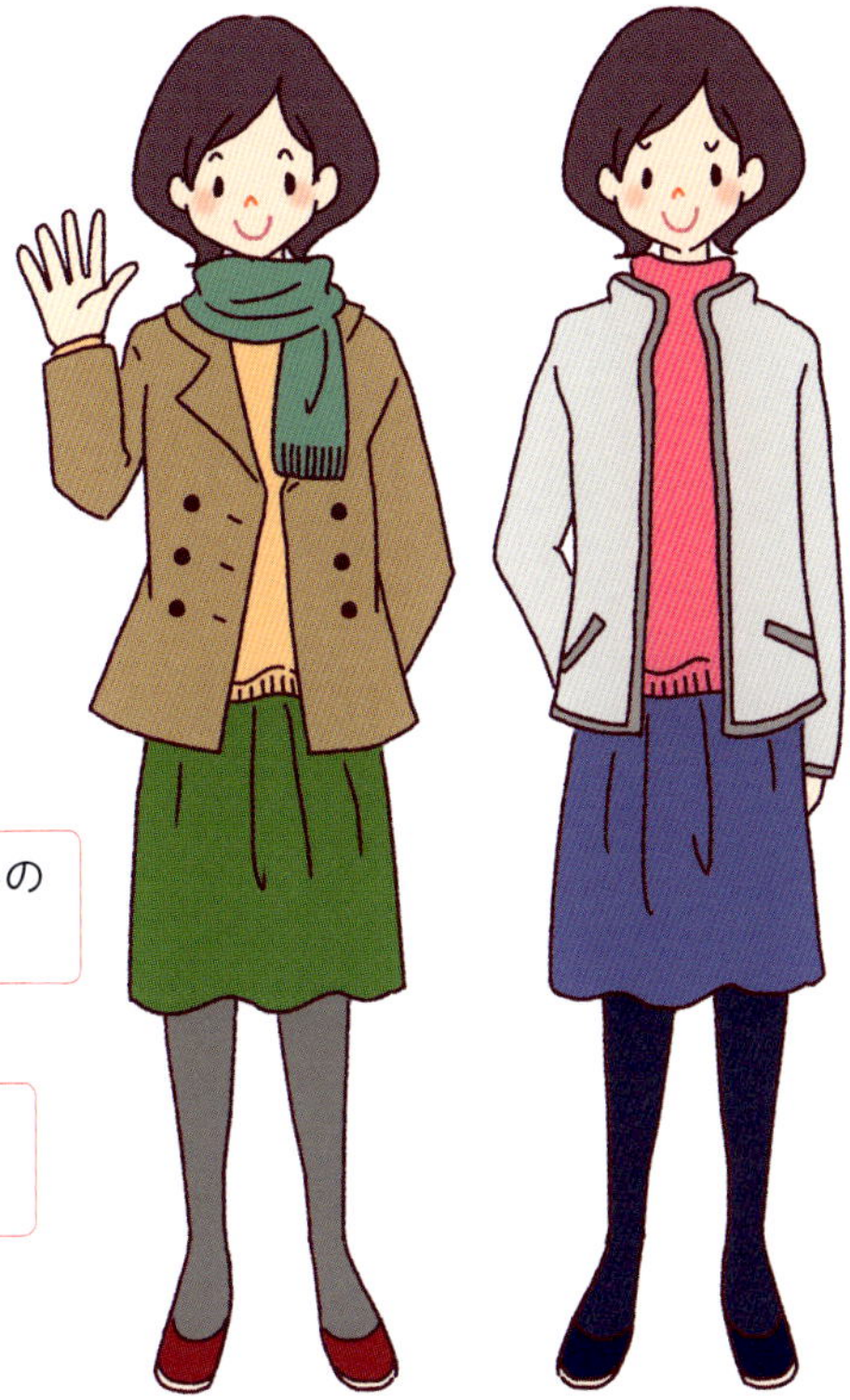

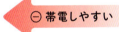

綿のコート
×
ウールのマフラー
⇩
OK

ポリエステルのスカート
×
シルクのタイツ
⇩
OK

フリース（ポリエステルの一種）の上着
×
ウールのセーター
⇩
NG

ポリエステルのスカート
×
ナイロンのタイツ
⇩
NG

# 足の冷えは、医療用テープで血管を覆うことで防げる

足が冷たくなるのは、足の皮膚に近い部分の血管から血液の熱が逃げていってしまうから。足が冷たくてたまらないという人は、足の血管から熱を逃がさないことが大切です。**血管が浮き出ている足の部分にテープを貼って覆うことで、血液が冷えるのをかんたんに防ぐことができます。**

テープには、ドラッグストアなどで売っている医療用の防水テープを使います。厚さは、気にならず足の動きも妨げない30ミクロン以下の薄いものがオススメ。ロール状になっているので、適当に切って使ってください。

**血管が浮き出ていて熱が逃げやすいところは、足の甲、内くるぶしの下、ひざの裏の真ん中の3か所です。** 3か所すべてに貼るのが効果的ですが、1、2か所だけでもOK。その場合でも、足の甲は必ず貼るようにしてください。

テープは、何日でも、はがれるまで貼っていてかまいません。医療用のためかぶれにくくなってはいますが、かゆくなってきたときははがしてください。

## 貼ってみよう！

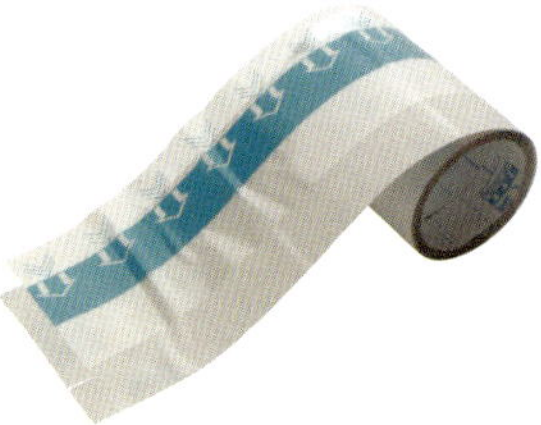

医療用の防水テープ。「防水フィルム」という商品名でも販売されています。厚さは30ミクロン以下の薄いものを。動きを妨げないので、薄ければ薄いほどオススメです。

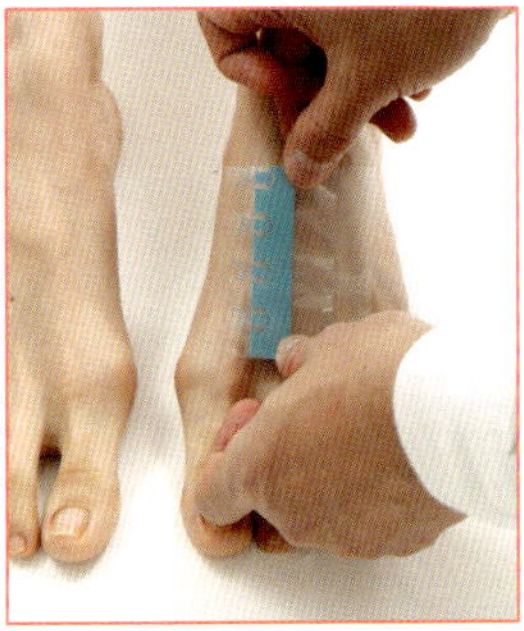

ロール状になっているテープを、名刺ぐらいの大きさに切って貼ります。

### 足の甲

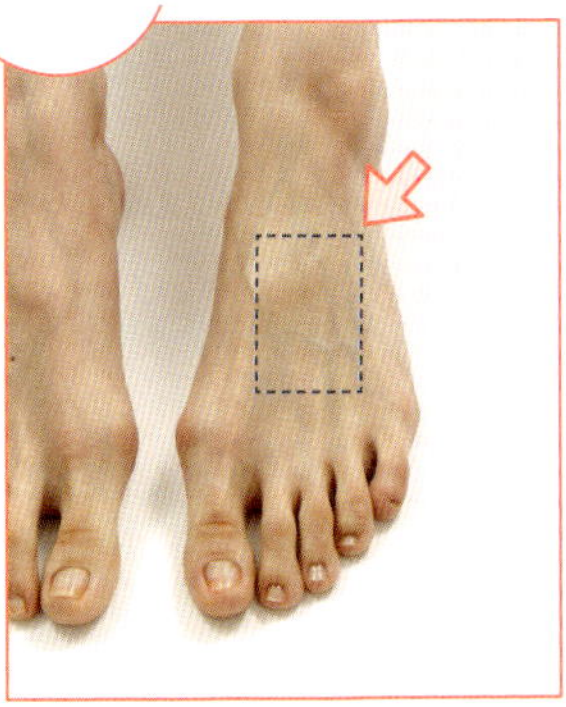

### ひざの裏

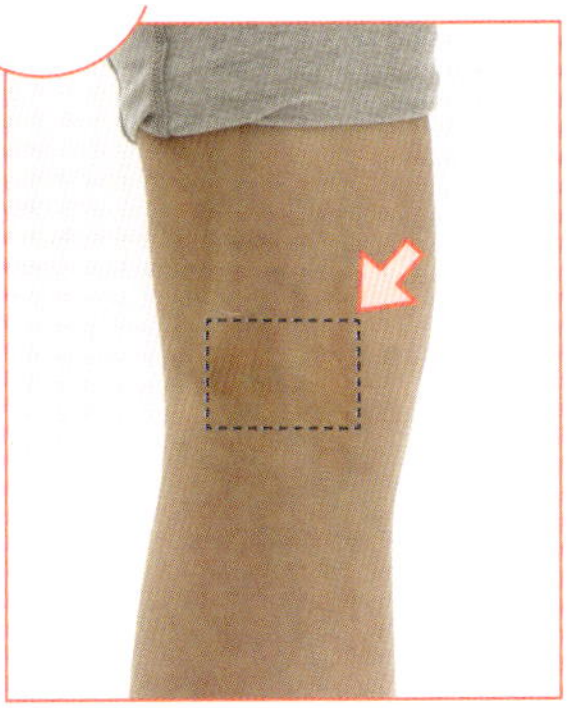

### 内くるぶしの下

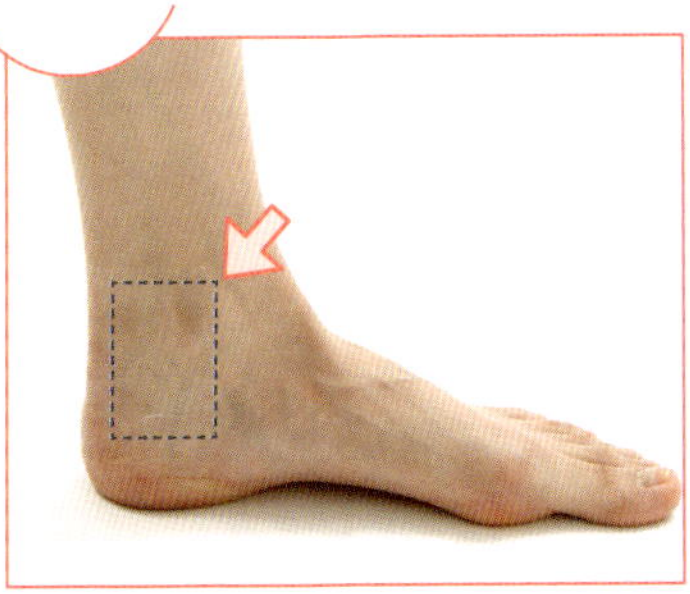

体験談 4

# 冷え症を克服して、結婚10年で待望の赤ちゃんを授かりました

37歳 女性

手足がいつも冷たく、気温が下がるとすぐに氷のようになってしまう私は、自分でも「変温動物みたい」と思っていました。けれど、自分は人より寒がりだというくらいに解釈して、深く悩むこともなく、27歳のときに結婚しました。

結婚すれば子どもができるのは当たり前と思っていましたが、妊娠のきざしはなく、結婚2年目に婦人科を受診しました。結果は黄体ホルモン不全ということでした。その後、人工授精を6回試みましたが、ことごとく失敗。あきらめようかと思っていた矢先、全国冷え症研究所の看板に「体質改善」の文字を見つけ、そこにいちるの望みをかけました。

さまざまな検査の結果、冷え症と同時に「からだの酸性度が強い」といわれ、この2つを治すことに。いちばん気をつけたことはお腹を冷やさないことです。シルクの腹巻きはつねに身につけ、半身浴、しょうがやヒハツを使った食事なども続けました。

すると2か月後には足先の温度が2.6℃、上腹部が0.8℃、下腹部が1.5℃上がったのです！　その2か月後にはさらに足先が2.5℃、上腹部が1.6℃。下腹部が1℃上がりました。頑固な肩こりもすっかりとれていました。

そして、その後ふたたび受けた体外授精で、ついに待望の赤ちゃんを授かることができたのです。

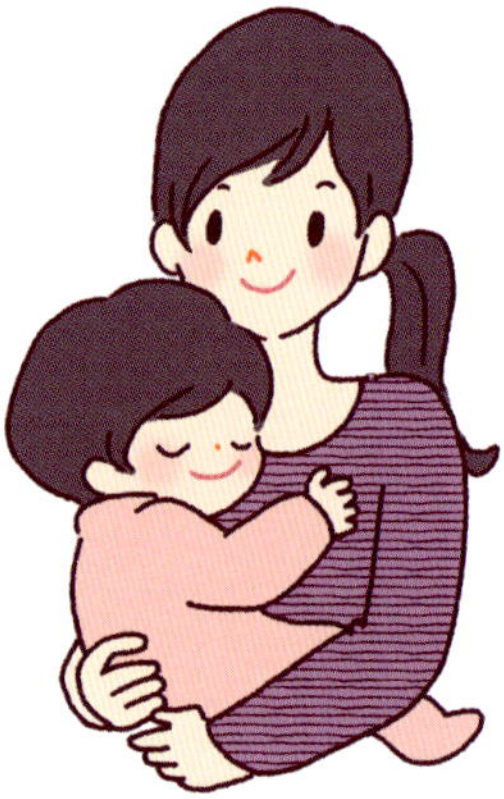

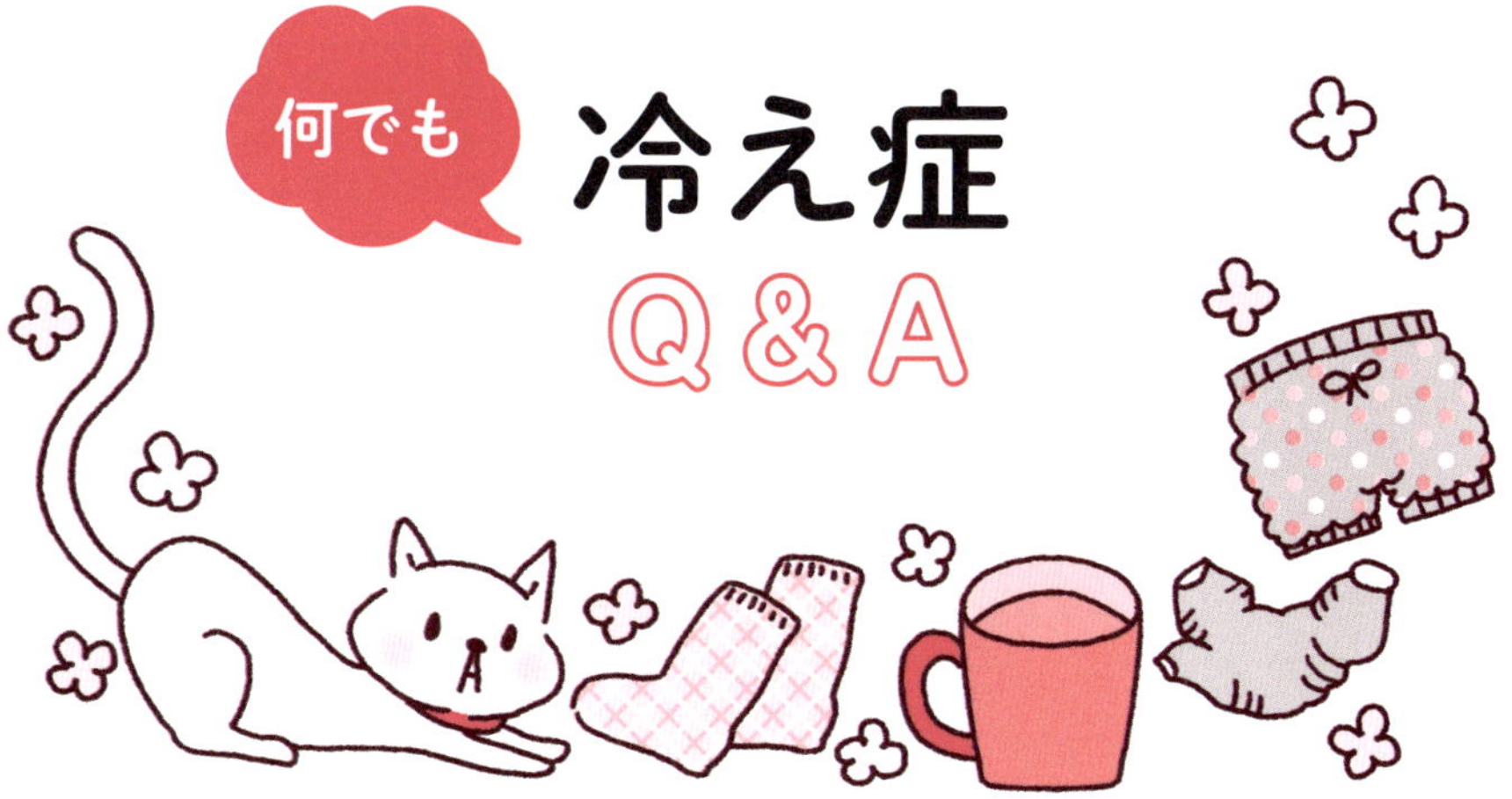


Q 冷え症は本当に治るのでしょうか？

A 全国冷え症研究所の患者さんでは、8割以上の人が治癒もしくは改善しています。治療に通われなくても、本書で紹介したようなストレッチや食事を行なったり、腹巻きやシルクの靴下などを身につけるだけでも、多くの方が改善しています。

対策法を誤っていて、長年、冷え症の悩みを抱えたまま、あきらめている方も多いようですが、しっかりした対策をとれば必ず改善します。

Q もう何十年も冷え症に悩まされています。そんな状態でも完全に治すことができますか？

A ひとことで冷え症といっても、タイプはひとつではありません。その冷えが血管収縮型か血管拡張型かを見極め、症状に合わせた対策法をとり入れることが大切です。さらに食事に冷え症改善食材を加えるなど、ちょっとしたことを積み重ねていけば、必ず治すことができます。

30年も冷え症に悩まされていた60代の女性が、冷え症治療用の腹巻きを使っただけでよくなったというケースもあります。

あきらめないで、さまざまな工夫をしてみてください。意外とまちがった冷え症対策をしている人も多いので、本書を読んでよく検討していただければと思います。

## Q 冷え症が治ればやせると聞きましたが、本当ですか？

A 冷え症には内臓温度が大きく関係しています。

内臓温度が低下すると、基礎代謝量はてきめんに落ちてしまいます。すると、いわゆる「代謝ロス」の状態に陥って、やせにくくなるのです。

やせにくいどころか、水分代謝の悪いからだにはセルライトもできやすくなり、ダイエットとリバウンドをくり返すという負のスパイラルに落ちこんでしまいます。

内臓温度を上げ、本来の代謝能力をとり戻すことができれば、ムダな脂肪は落とすことができます。

## Q 子宮筋腫、卵巣嚢腫など、婦人科系の疾患が治ることもありますか？

A 冷え症の人は、婦人科系の疾患になりやすくなります。これらは下腹部のうっ血が原因で起こるケースが多いですから、下腹部を腹巻きや毛糸のパンツなどでよく保温し、しょうがやヒハツなどを食事にとり入れておなかを温めることによって、回復を期待することができます。

また、足指じゃんけんや足指体操（62ページ）なども効果的です。

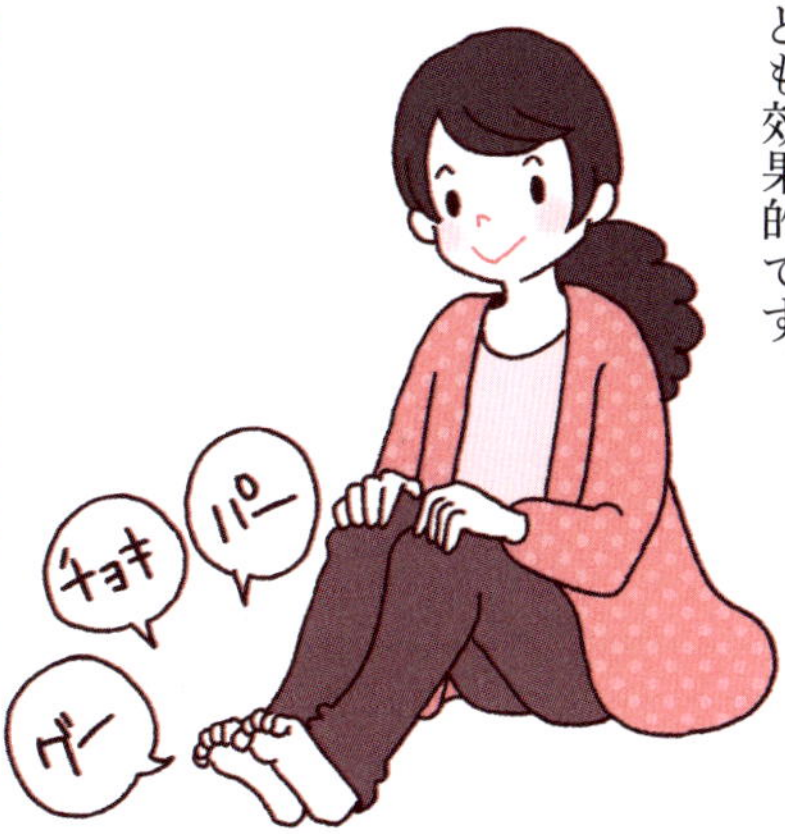


Q お酒を飲むと、冷えが少しやわらぐ気がするのですが、アルコールはいいのでしょうか？

A お酒を飲むと冷えがやわらぐという人は、血管収縮型冷え症の可能性があります。

アルコールについては、たしかに一時的にはからだが温まると感じられるかもしれませんが、体内の水分量を増やし、冷えの原因をつくるという害のほうが大きいものです。

飲み過ぎは避け、気分転換程度にとどめておくほうがいいでしょう。

Q 冷え症と食べ物は関係がありますか？

A 関係あります。からだの外からは冷房で、からだの内側からは飲み物、果物、生野菜などからだを冷やす食べ物によって冷え症は夏につくられ、冬に発生する例が多いのです。

1年中、どんな食材も手に入るようになりましたが、夏の野菜や南の国で採れる果物は基本的にからだを冷やします。

根菜類はからだを温めてくれますから、冬

にはとくに積極的にとり入れてください。

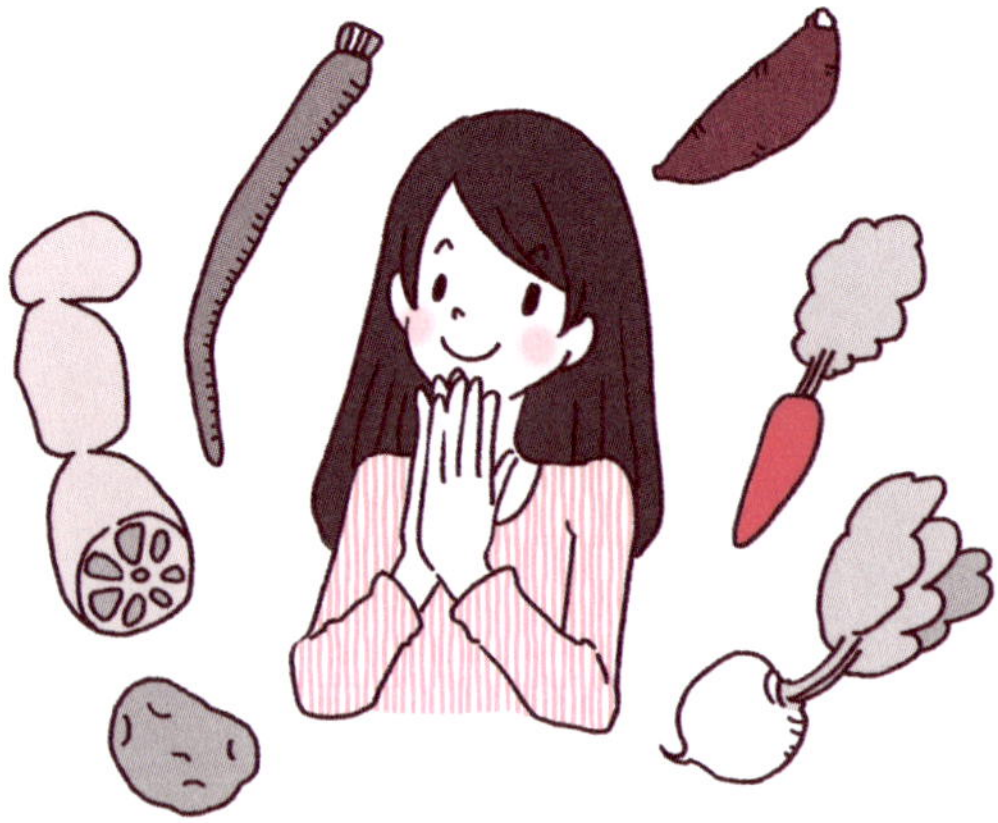

**Q　ヒハツやしょうがのほかに、冷え症におすすめの食材はありますか?**

A　おすすめしたいのは、八丈島原産の緑黄色野菜、アシタバ（明日葉）です。

「今日摘んで明日には葉が出る」ことから名付けられたアシタバは、特有の「カルコン」という成分が末梢の血行をうながしてくれします。

アシタバにはカリウムも、ほうれん草や春菊などについで多く含まれています。カリウムは、心臓のリズムを調整し、血液中のpHバランスを保つ大切な役割を担っています。

からだをアルカリ化させる梅干しもオススメです。血液が酸性化するとドロドロになり、血行も悪くなってしまいます。冷え症の人は、1日1個の梅干しを習慣化したいものです。

**Q　おすすめのサプリメントがあったら教えてください。**

A　栄養はなるべく食事からとりたいものですが、忙しくて食事がかたよってしまうときはサプリメントを上手に使うとよいでしょう。

ジンジャーやジンセン（高麗人参）、ペルー産のマカなどにはお腹を温める作用がありま す。また、末梢血管を広げて血行を促進してくれるビタミンEを含むサプリも有効です。イチョウの葉やピクノジェールなどのサプリは血管をきれいにして、血行をうながしてくれます。ピクノジェールは、フランスの松の樹皮から抽出した成分で、欧米ではとてもポピュラーなサプリメントです。

**Q 目の下のくまや顔色の悪さは、冷え症と関係がありますか？**

**A** 血行のよい人は顔色もよく、透明感があるものです。冷えによって血流が悪くなると、皮下の血液がドロドロになって肌をくすんだ色にしてしまいます。内臓温度の低下は代謝を下げるので、色素が沈着したり、しみを作ったりするもとにもなります。

半身浴でゆっくりからだを温めることからはじめ、食べ物は、根菜類やしょうが、ヒハツなどを積極的にとってからだのなかから改善していきましょう。体幹に働きかけるストレッチも有効です。

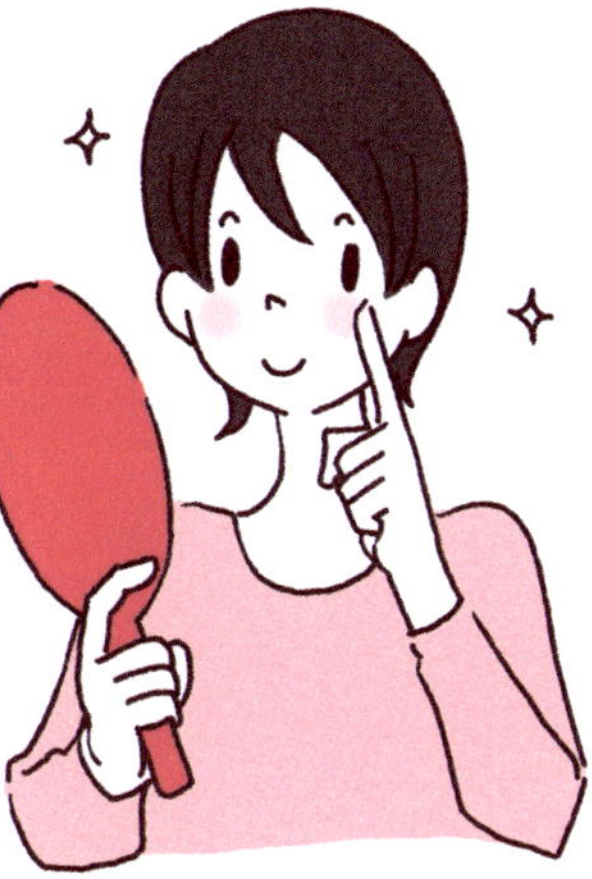

**Q 1年中、トイレが近くて困っています。これも冷え症のせいでしょうか？（20代男性）**

**A** お腹の冷えが原因だと思います。腹巻きや毛糸のパンツなどで、お腹を温めるように心がけてください。

Q 子どもの頃から冷え症です。寒いところから暖かいところに行くと、顔が急激に赤くなるのですが、これは冷え症のせいでしょうか？（10代女性）

A 顔が急激に赤くなるのは冷え症ではありません。皮下の毛細血管の量が多く、自律神経が乱れていると起こりやすい現象で、血行が悪いということでもありません。

自律神経のバランスを正すことで解消されていくと思います。

Q 手や足はいつも人より温かいくらいなのですが、全身に冷えを感じ、ぞくぞくしています。これも冷え症ですか？（40代女性）

A 典型的な血管拡張型の冷え症です。皮膚の温度は上がるのに全身に冷えを感じるタイプで、高熱を出したときに悪寒を感じるメカニズムによく似ています。

季節に関係なく冷えを招くこの状態を放っておくと、自律神経の調整がうまくいかなくなってしまいます。

首やお腹、足先を冷気から守るようにしましょう。

ただし、温めすぎると体温調整ができなくなるので、気をつけましょう。

Q 私の職場では5月末から9月末まで冷房をガンガンにきかせています。あまりに寒くて、鳥肌が止まらなかったり、お腹が痛くなったり、足の関節が痛く

なるなどの症状が出てきていて心配です。寒い職場での対処法がありましたら教えてください。（20代女性）

A 冷気は下から入ってきます。寒いときは太ももからひざのあたりにひざかけをかける方が多いですが、少し引き上げてお腹までかけるだけで、ずいぶんちがうはずです。

薄手の毛糸のパンツで、夏のスタイルにひびかないものもありますので、そういった対策をとられるのもいいでしょう。また首に1枚スカーフなどを巻くだけでも、かなりしのぐことができます。

食事では、冷たい飲み物や生野菜、果物などを控え、夜寝るときは腹巻きを使うようにしてください。

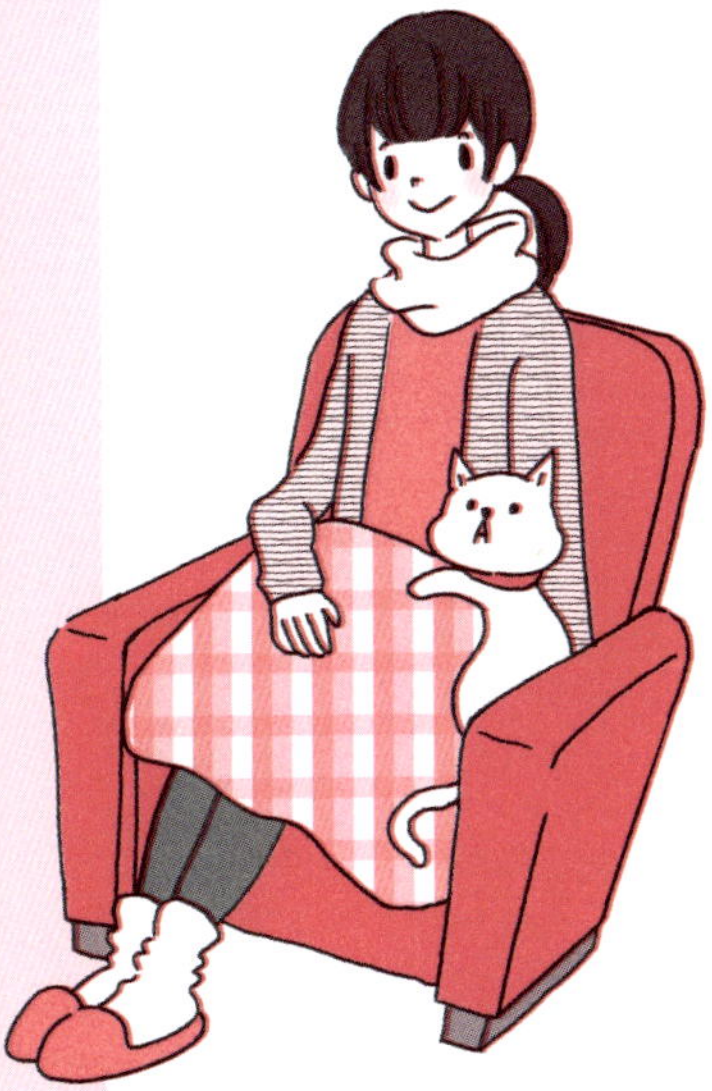

Q 子どもの頃からの筋金入りの冷え症です。冬は靴にカイロを入れてしのいでいたのですが、今年になってひざから下のしびれ、ひざの痛みがひどく、カイロもまったく効きません。冷え症は急にひどくなることがありますか？（32歳女性）

A 冷え症の人は手や足を温めることを考えがちですが、基本的に対策法がまちがっていますから、効果を期待することはできません。

この方は血管収縮型の冷え症が血管拡張型の冷え症に移行しています。まず、お腹を温めることを考えてください。自律神経を鍛えることも必要です。

Q 3年前に海で泳いでから下半身、とくに腰のなかが氷のように冷たいと感じるようになりました。1年中、夏でも下半身が冷えていて、起きているあいだはずっと「下痢しそう」という状態です。海で泳いだことが原因でこんな状態になることがあるのでしょうか？ 改善方法はありますか？（27歳女性）

A 何かのきっかけがあって、冷え症になったり、もともとの冷え症が悪化するケースは少なくありません。この方は、海で泳いだことが引き金となって、下腹部にうっ血が起きたのでしょう。

夏にも冷えを訴えるこの方は、血管拡張型の冷え症です。

冷え症ではない人に足を触ってもらって、温度の確認をしてみてください。冷え症でない人の手の温度は30℃前後ですので、目安になると思います。

対策としては、やはりお腹が冷えないように日常生活のなかで気をつけることが基本となります。

Q 産後に冷え症になりました。夏でも、下半身が痛いくらいに冷え、とくに足首が痛いのです。病院で冷え症といわれ漢方を処方してもらったのですが、「治るまでに1年以上かかる」ともいわれました。そんなにかかるのでしょうか？（32歳女性）

A 冷え症は、原因と対策をきちんと知って実行すれば、完治するのに1年以上かかるというようなことはありません。最短で2～3週間あれば、かなり改善されます。

まず、あなたの場合は腹部の冷えがいちばんの原因と考えられます。これがきっかけとなって、冷房病になっていると考えられます。

こうしたケースでは、原因となった下腹部

の冷えをとるために、お腹をよく温めて、足に届く血液の量を増やし、足先まで温まるようにします。
　具体的には、腹巻きや毛糸のパンツをオススメします。化学繊維のものではなく、シルクやウールなどの天然素材のものにしてください。そして、おへその下あたりと、その真裏にカイロを貼ります。足先はシルク、綿、シルクの順に靴下を重ね履きします。靴下は、足首を圧縮しないものを選んでください。

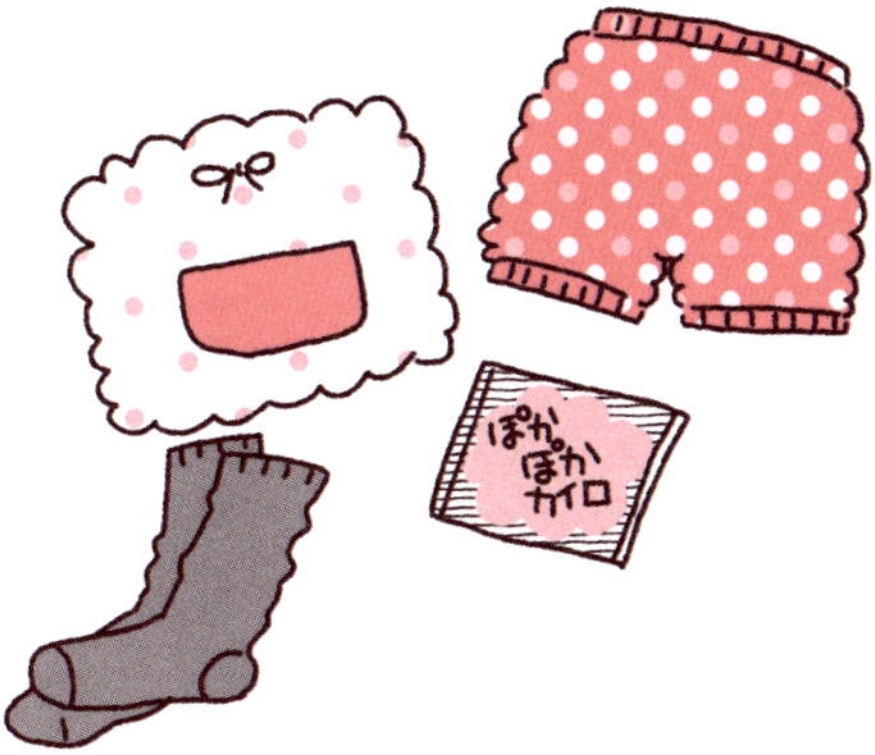


Q 冬になると手足が冷たくなり、便秘と下痢のくり返しです。夏も調子が悪いとそうなります。からだのなかで冷える場所が変わるので、どこを温めればいいのかわかりません。（29歳女性）

A 強いお腹の冷えが原因で、さまざまな症状が出ている冷え症と思われます。
　とりあえず、腹巻きや毛糸のパンツを身に着けましょう。また、カイロを使って、おへその下とその真後ろの腰を強力に温める方法を、2週間ほどつづけてみてください。

Q 足がとても冷えます。冬はお風呂で温めてもすぐに冷たくなるので、遠赤外線の靴下を履いています。問題は夏です。上半身は暑がりで冷房をつけるのですが、冷えてくると太ももが痛くてたまらなくなります。上半身は暑いの

に下半身が冷える場合はどうすればいいのでしょうか？（30歳女性）

Ⓐ　お腹の冷えから、下腹部のうっ血が起こっている症状です。からだの外からは冷房、中からは飲み物、果物、生野菜などからだを冷やす食べ物によって、冷え症は夏につくられ、冬に発生する例が多いのです。

冬にかけて半身浴をするなど、入浴法を工夫して、腹部をよく温めてください。

太ももの痛みは、痛いところをマッサージして部分的に鍛えるとよいでしょう。

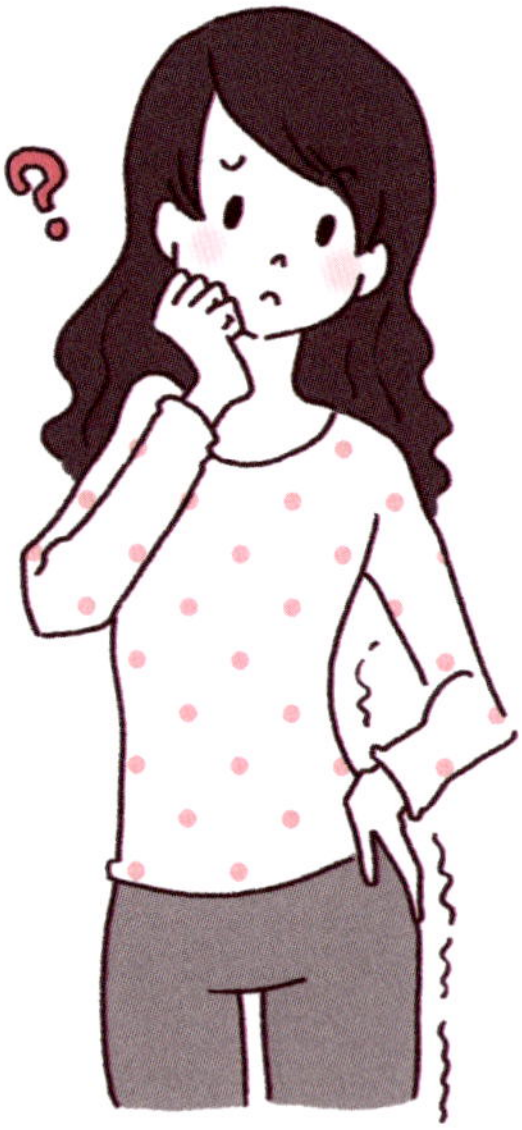

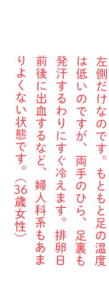


Ⓠ　腰からひざ上まで冷えますが、それが左側だけなのです。もともと足の温度は低いのですが、両手のひら、足裏も発汗するわりにすぐ冷えます。排卵日前後に出血するなど、婦人科系もあまりよくない状態です。（36歳女性）

Ⓐ　腰からひざ上までの冷えということですが、冷え症というのは手足の末梢が冷えることが多いのです。

ですからまずは、婦人科系の疾患がないかどうかの検査をオススメします。さらに左側だけが冷えるという変則的な症状ですから、腰部疾患の疑いもあります。整形外科での受診もしてみてください。

そのうえで冷え症の対策をしたほうがいいでしょう。

## あとがき

私が冷え症の研究をはじめたのは約20年前のことです。そのころは「冷え性」と書かれることが多かったのですが、だんだんと「症」の字が多く使われるようになり、今では「冷え」という言葉を目にする機会も格段に増えました。

「冷えは性質だから仕方ない」「体質だから治らない」という考え方から、病のひとつとして、広い意味で「冷え」をとらえられるようになってきています。

「冷え」という考え方は、とくにアジア圏では古くからありました。冷えはからだに悪いと漠然と考えられていたものを、6万人という膨大な検査データを用いて科学のメスを入れることで、メカニズムや対処法が徐々に明らかになってきたのです。

と同時に、人のからだというのは、現在の検査方法ではなかなか本質が見えない部分もあるということもわかりました。今後は多くの研究者たちに、医療・美容・健康という見地からこの「冷え」を研究し、「根本的にからだを健康にするにはどうしたらいいか」解明してもらいたいと思います。

17年という歳月を経て改訂版を出版するにあたり、編集の岩本さん、全国冷え症研究所分室の先生方、そして膨大なデータをとりつづけている全国冷え症研究所本部スタッフに多大なるご協力をいただきましたことを深く感謝申し上げます。

山口勝利

**茨城結城分室**
茨城県結城市上山川2575-2
TEL 0296-35-3060

**北茨城分室**
北茨城市磯原町磯原2丁目93
TEL 0293-43-5615

栃木県
**宇都宮分室**
宇都宮市西3-5-28
TEL 028-610-7676

**足利分室**
足利市福居町2181-4
TEL 0284-72-0711

**佐野分室**
佐野市久保町234-14
TEL 0283-24-3624

**真岡分室**
真岡市八條牛川738-2
TEL 0285-81-7163

群馬県
**前橋分室**
前橋市茂木町1075-9
TEL 027-283-7105

**高崎市ハナミズキ通り分室**
高崎市上小塙町1056-5
TEL 027-386-8873

**高崎分室**
高崎市中泉町635-1
TEL 027-373-8362

**太田分室**
太田市新野町1182-3
TEL 0276-31-2437

**太田宝泉分室**
太田市由良町71-11
TEL 0276-32-3987

**尾島分室**
太田市尾島町尾島502-3
TEL 0276-52-6065

**館林分室**
館林市美園町1-5
TEL 0276-76-8100

**館林市富士原町分室**
館林市富士原町1241-92
TEL 0276-73-7541

**北見分室**
北見市柏陽町577-93
TEL 0157-26-3032

**北広島分室**
北広島市大曲柏葉3-2-1
TEL 011-377-5705

**道央分室**
夕張郡長沼町東町北1丁目1-36
TEL 0123-88-2123

岩手県
**岩手分室**
久慈市門前36-2-13
TEL 0194-53-0688

宮城県
**仙台宮城野分室**
仙台市宮城野区鶴ヶ谷6丁目5-1
TEL 022-252-7758

**仙台分室**
仙台市太白区四郎丸大宮69-14
TEL 022-306-0160

秋田県
**横手分室**
横手市婦気大堤字婦気前212-4
TEL 0182-33-1773

**秋田中央潟上分室**
潟上市天皇字北野257-1
TEL 018-878-9014

山形県
**山形銅町分室**
山形市銅町2-7-4
TEL 023-623-4666

**山形三川分室**
東田川郡三川町押切新田街道表62-6
TEL 0235-66-3020

福島県
**福島分室**
福島市丸子字町頭21-10
TEL 024-554-6711

**南相馬分室**
南相馬市小高区吉名字中坪174-1
TEL 0244-44-3152

茨城県
**水戸分室**
茨城県水戸市中原町628-1
TEL 029-303-6262

## 全国冷え症研究所　本部

**総合事務局**
東京都墨田区八広6-20-3
TEL 03-3610-6881
http://www.hiesyou.com/

**直轄治療室／八広治療室**
東京都墨田区八広6-21-5
TEL 03-3618-6798

**直轄治療室／貴虎治療室**
東京都墨田区八広4-26-10
TEL 03-3610-5022

**直轄治療室／京島治療室**
東京都墨田区京島3-54-5
TEL 03-3616-1515

直轄治療室／業平タワーヴュー治療室
東京都墨田区業平1-8-9
TEL 03-6658-8789

## 全国冷え症研究所　分室

北海道
**札幌山鼻分室**
札幌市中央区南21条西10丁目1-17
TEL 011-532-2001

**札幌北分室**
札幌市東区北20条東1-3-39
TEL 011-741-1171

**札幌東分室**
札幌市東区北36条東16丁目1-15
TEL 011-785-7001

**月寒分室**
札幌市豊平区月寒東2条1丁目4-34
TEL 011-853-9980

**札幌南分室**
札幌市南区石山2条7丁目12-2
TEL 011-593-3636

**MMG札幌中央分室**
札幌市西区八軒3条東1-7-15
TEL 011-613-2777

**札幌平岡分室**
札幌市清田区平岡5条6丁目1-15
TEL 011-882-6157

**旭川分室**
旭川市東光三条2丁目1-23
TEL 0166-33-3087

**八王子分室**
八王子市八日町5-17
TEL 0426-23-8266

**町田分室**
町田市木曽町723
TEL 0427-26-8685

**町田鶴川分室**
町田市能ヶ谷町156-4-101
TEL 042-736-5921

**西東京市分室**
西東京市保谷町3-25-10
TEL 0424-61-2766

### 千葉県

**千葉中央分室**
千葉市中央区南町2-15-8
TEL 043-261-0037

**千葉市新宿分室**
千葉市中央区新宿1-5-13-101
TEL 043-244-8939

**船橋中央分室**
船橋市本町2-25-17
TEL 047-434-8888

**市川分室**
船橋市本中山6-5-1-103･104
TEL 047-336-0404

**船橋分室**
船橋市海神4-14-15
TEL 047-433-7771

**館山分室**
館山市北条2416-27
TEL 0470-24-8419

**松戸分室**
松戸市上本郷435-101
TEL 047-330-1133

**松戸小金原分室**
松戸市小金原3-15-18
TEL 047-347-3227

**野田分室**
野田市山崎1475-1 井上ビル102
TEL 047-123-8381

**川間分室**
野田市尾崎815-10
TEL 04-7127-4656

**南柏分室**
柏市南柏1-5-5
TEL 0471-46-2236

**ときがわ分室**
比企郡ときがわ町番匠758-2
TEL 0493-65-4757

### 東京都

**早稲田分室**
新宿区高田1-8-8-1 F
TEL 03-5955-8200

**両国分室**
墨田区石原1-30-9
TEL 03-5608-1515

**南砂分室**
江東区南砂2-3-1-114
TEL 03-3649-9919

**東五反田分室**
品川区東五反田1-19-2やまなみビル1F
TEL 03-3444-3472

**西五反田分室**
品川区西五反田5-2-20-103
TEL 03-3492-3741

**大森分室**
大田区中央4-31-19-1F
TEL 03-3778-3066

**高円寺分室**
杉並区高円寺北2-34-7
TEL 03-3336-6310

**阿佐ヶ谷分室**
杉並区阿佐谷南1-14-19
TEL 03-5378-0338

**大塚分室**
豊島区北大塚3-3-1
TEL 03-3915-3489

**竹の塚分室**
足立区竹の塚6-9-7-201
TEL 03-3859-5653

**足立古千谷分室**
足立区古千谷本町2-6-17
TEL 03-5856-8126

**お花茶屋分室**
葛飾区白鳥2-6-1
TEL 03-3604-8221

**堀切分室**
葛飾区堀切3-15-9
TEL 03-5670-0065

**小岩分室**
江戸川区南小岩8-9-22
TEL 03-3673-3651

**甘楽富岡分室**
富岡市七日市551-1
TEL 0274-62-1057

**佐波分室**
佐波郡玉村町上新田676-17東ハイツ1F
TEL 0270-64-1908

**邑楽分室**
邑楽郡邑楽町鶉667-6
TEL 0276-88-4190

### 埼玉県

**西浦和分室**
さいたま市桜区田島3-19-16
TEL 048-866-2781

**川越分室**
川越市藤原町23-6
TEL 0492-41-3159

**熊谷分室**
熊谷市船木台3-12-25
TEL 0493-39-2923

**川口安行分室**
川口市安行原1271-37
TEL 048-299-1082

**東松山分室**
東松山市松葉町4-5-37
TEL 0493-24-5559

**春日部分室**
春日部市中央5-10-16-106
TEL 048-733-3900

**戸田分室**
戸田市上戸田2-22-5
TEL 048-445-3018

**志木分室**
志木市上宗岡2-17-19
TEL 048-476-8910

**桶川分室**
桶川市大字坂田410-1
TEL 048-796-4428

**坂戸分室**
坂戸市三光町22-25
TEL 049-281-420

**鶴ヶ島市分室**
鶴ヶ島市南町3-1-12 エクセル川鶴
TEL 049-271-3309

**小川町分室**
比企郡小川町大塚766-5
TEL 0493-74-3321

**榛南分室**
榛原郡吉田町住吉456-8
TEL 0548-33-4411

愛知県

**名古屋分室**
名古屋市中村区高道町6-5-21
TEL 052-483-2880

**一宮分室**
一宮市開明字教堂池28-2
TEL 0586-61-1659

**三河分室**
碧南市日進町2-3
TEL 0566-48-7711

**尾張分室**
稲沢市祖父江町森上本郷九58-1
TEL 0587-98-1171

**豊明分室**
豊明市阿野町東阿野194
TEL 0562-95-4713

**岡崎分室**
額田郡幸田町大字大草字上六條19-1
TEL 0564-62-7400

滋賀県

**近江分室**
東近江市上平木町1571
TEL 0748-22-2648

京都府

**京都分室**
福知山市字前田1856
TEL 0773-27-4149

大阪府

**新大阪分室**
大阪市東淀川区西淡路1-16-13
TEL 06-6160-2003

**大阪分室**
堺市堺区綾之町東1-3-39
TEL 072-221-0223

**大阪北分室**
寝屋川市池田新町1-22-105
TEL 072-828-2826

**大阪泉州分室**
泉南市信達牧野70-22
TEL 0724-83-6003

兵庫県

**兵庫西宮分室**
西宮市松原町4-12
TEL 0798-36-1770

**南魚沼分室**
南魚沼市姥島新田625
TEL 0257-83-3022

富山県

**高岡おとぎの森分室**
高岡市佐野1347-1
TEL 0766-28-4520

石川県

**金沢中央分室**
金沢市三口新町3-6-27
TEL 076-260-3043

福井県

**金沢分室**
あわら市春宮2-28-8
TEL 0776-73-4666

**越前分室**
越前市高瀬1-20-23
TEL 0778-22-8565

山梨県

**山梨分室**
甲府市里吉3-10-4
TEL 055-223-1023

長野県

**飯田分室**
飯田市上郷飯沼2751-1
TEL 0265-59-8288

岐阜県

**岐阜分室**
岐阜市金園町1-3-3 クリスタルビル7F
TEL 058-371-5782

**多治見分室**
多治見市音羽町1-13
TEL 057-221-2355

静岡県

**浜松分室**
浜松市尾張町123-10　1F
TEL 053-458-3262

**富士分室**
富士市高峯町1-12
TEL 0545-52-8357

**焼津分室**
焼津市与惣次48
TEL 054-623-5002

**牧之原分室**
牧之原市細江2918
TEL 0548-22-4411

**柏高川分室**
柏市高川601-3
TEL 0471-97-1235

**八千代分室**
八千代市勝田台北1-2-2-1F
TEL 047-481-1517

**浦安分室**
浦安市当代島1-17-19
TEL 047-350-8855

**八街分室**
八街市八街ほ230-64
TEL 043-443-9919

神奈川県

**横浜中山分室**
横浜市緑区中山町322-2
TEL 045-530-9868

**横須賀分室**
横須賀市安浦町2-22
TEL 046-827-2090

**横浜南分室**
横須賀市鷹取町1-57添田ビル
TEL 046-866-7600

**秦野分室**
秦野市室町2-45　丸忠ビル1F
TEL 0463-83-8123

**湘南藤沢分室**
藤沢市藤沢691-1
TEL 0466-55-2731

**二宮分室**
中郡二宮町二宮879-1ケンゾービル1F
TEL 0463-73-3736

新潟県

**新潟分室**
新潟市東区石山5-1-42
TEL 025-276-6639

**新潟空港前分室**
新潟市東区太平2-15-3
TEL 025-275-1171

**新潟市西蒲区分室**
新潟市西蒲区道上4702
TEL 025-375-2231

**長岡分室**
長岡市坂之上町2-4-4
TEL 0258-37-4124

**諫早宇都町分室**
諫早市宇都町3-57
TEL 0957-21-4881

**大村分室**
大村市古賀島町373-1
TEL 095-750-0151

熊本県

**熊本分室**
熊本市西原2-11-85
TEL 096-385-8515

**不知火分室**
水俣市大黒町2-2-6
TEL 096-662-2101

大分県

**大分分室**
大分市荏隈町字神ノ平542-1
TEL 097-573-5581

**大分萩原分室**
大分市萩原2-2-37　鶴羽ビル103
TEL 097-554-2217

**別府分室**
別府市野口元町11-17
TEL 097-721-7799

**中津分室**
中津市大塚539-4
TEL 097-931-8181

沖縄県

**沖縄那覇市若狭分室**
那覇市若狭2-15-23
TEL 098-862-9297

**沖縄那覇市西分室**
那覇市西1-13-9-1 F
TEL 098-862-2929

**沖縄浦添分室**
浦添市伊祖1-21-1
TEL 098-878-7122

**沖縄分室**
沖縄市池原5-2-13-1F
TEL 098-938-7330

**那覇分室**
沖縄市首里鳥堀町4-89-5
TEL 098-886-1595

**沖縄美原分室**
沖縄市美原1-14-10
TEL 098-979-7085

**北九州八幡分室**
北九州市八幡西区三ヶ森3-13-8
TEL 093-612-2313

**福岡香椎分室**
福岡市東区千早5-12-11ロング゛21-1F
TEL 092-672-0020

**福岡中央分室**
福岡市中央区六本松2-6-5
TEL 092-751-1822

**九州福岡分室**
福岡市南区大橋4-3-5大坪ビル1 F
TEL 092-553-5955

**城南分室**
福岡市城南区別府3丁目4-32
TEL 092-831-5880

**福岡城南分室**
福岡市城南区七隈8-6-28-1F
TEL 0928-74-3337

**大牟田分室**
大牟田市大字三池624
TEL 0944-53-8261

**久留米分室**
久留米市荒木町白口1877-10
TEL 0942-27-0030

**福岡二日市分室**
筑紫野市紫1-25-1
TEL 092-925-5741

**福岡那珂川分室**
那珂川市片縄3-92 中野ビル1 F
TEL 092-287-4468

佐賀県

**鳥栖分室**
鳥栖市萱方町194-6
TEL 0942-84-5706

**伊万里分室**
伊万里市蓮池町37-2
TEL 09455-22-3281

長崎県

**長崎分室**
長崎市岩屋町26-21
TEL 095-856-2229

**諫早分室**
諫早市泉町24-18
TEL 0957-23-3123

奈良県

**大和高田分室**
大和高田市東三倉堂町18-27
TEL 0745-25-1299

和歌山県

**和歌山市分室**
和歌山市出口新端1-15-1
TEL 073-432-1410

**和歌山御坊分室**
御坊市湯川町小松原607-4
TEL 0738-23-3636

**和歌山紀南分室**
田辺市下万呂587-1
TEL 0739-26-8808

**由良分室**
日高郡由良町里289-1
TEL 0738-35-2200

岡山県

**岡山分室**
岡山市中区さい東町2丁目1-8
TEL 086-238-2979

広島県

**広島分室**
広島市安佐北区可部4-15-42
TEL 082-814-5684

**広島呉分室**
呉市海岸2-1-9　中島ビル1F
TEL 0823-22-5443

**広島竹原分室**
竹原市竹原町3616-1
TEL 0846-22-7228

**広島東部　ふくやま分室**
福山市春日町1-21-19
TEL 084-941-8403

**広島安芸府中分室**
安芸郡府中町本町5-1-29ハイネス秀2F
TEL 082-283-5871

愛媛県

**愛媛分室**
新居浜市郷1-8
TEL 0897-34-6666

福岡県

**小倉分室**
北九州市小倉北区中井4-5-24-1F
TEL 093-563-3325

執筆協力・レシピ考案・料理
編集工房 TOMATO

デザイン
佐久間麻理

撮影
寺岡みゆき

モデル
西村紗也香

イラスト
スギタメグ

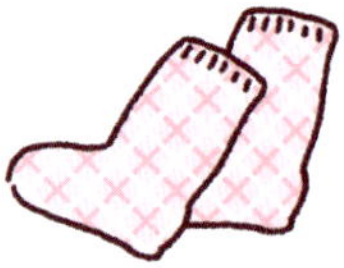

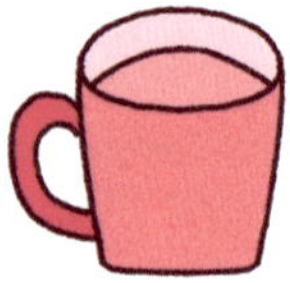

＊本書掲載の以下の冷え症対策グッズは、「全国冷え症研究所」のホームページから購入することができます。

p85　シルクの腹巻き、ダウンの腹巻き、
　　　ボディウォーマー
p86　５本指靴下
p87　毛糸のパンツ、レッグウォーマー

【全国冷え症研究所　本部】
東京都墨田区八広 6-20-3
TEL 03-3610-6881
http://www.hiesyou.com/

＊本書は、2002年12月に発行した同タイトルの単行本を大幅に加筆・修正したものです。

# 冷え症治して
# キレイにやせる


著者　山口勝利

発行　株式会社二見書房
東京都千代田区神田三崎町 2-18-11
電話　03（3515）2311〔営業〕
　　　03（3515）2313〔編集〕
振替　00170-4-2639

印刷　株式会社堀内印刷所
製本　株式会社村上製本所




定価・発行日はカバーに表示してあります。
ISBN 978-4-576-19013-6
https://www.futami.co.jp

# 冷え症治してキレイにやせる

6万人の冷えを診てきた専門家が教える撃退法

全国冷え症研究所所長
山口勝利

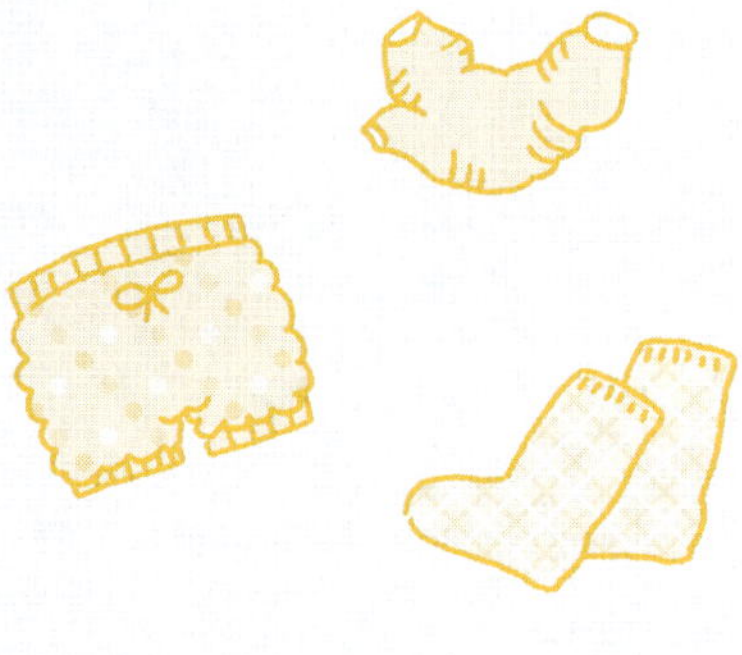

二見書房